桂派名老中医·学术卷

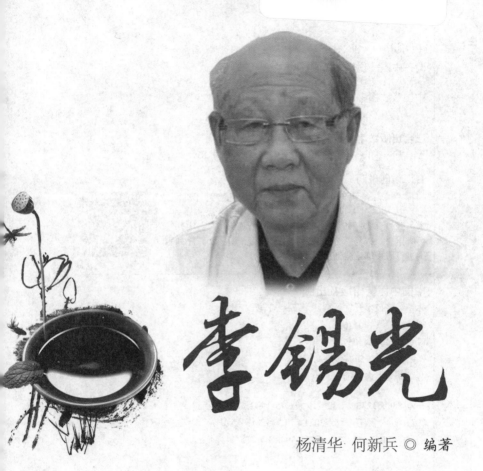

# 李锡光

杨清华 何新兵 ◎ 编著

中国中医药出版社

·北 京·

## 图书在版编目（CIP）数据

桂派名老中医．学术卷．李锡光／杨清华，何新兵
编著．—北京：中国中医药出版社，2021.12
ISBN 978 - 7 - 5132 - 5948 - 4

Ⅰ．①桂… Ⅱ．①杨… ②何… Ⅲ．①中医临床—经
验—中国—现代 Ⅳ．① R2

中国版本图书馆 CIP 数据核字（2019）第 279198 号

### 融合出版数字化资源服务说明

本书为融合出版物，其增值数字化资源在"医开讲"平台发布。

### 资源访问说明

扫描右方二维码下载"医开讲 APP"或到"医开讲网站"
（网址：www.e-lesson.cn）注册登录，输入封底"序列号"
进行账号绑定后即可访问相关数字化资源（注意：序列号只
可绑定一个账号，为避免不必要的损失，请您刮开序列号立
即进行账号绑定激活）。

### 中国中医药出版社出版

北京经济技术开发区科创十三街 31 号院二区 8 号楼
邮政编码 100176
传真 010-64405721
保定市西城胶印有限公司印刷
各地新华书店经销

开本 880×1230 1/32 印张 6.75 字数 131 千字
2021 年 12 月第 1 版 2021 年 12 月第 1 次印刷
书号 ISBN 978 - 7 - 5132 - 5948 - 4

定价 38.00 元
网址 www.cptcm.com

服 务 热 线 010-64405510 微信服务号 zgzyycbs
购 书 热 线 010-89535836 微商城网址 https://kdt.im/LIdUGr
维 权 打 假 010-64405753 天猫旗舰店网址 https://zgzyycbs.tmall.com

如有印装质量问题请与本社出版部联系（010-64405510）
版权专有 侵权必究

# 《桂派名老中医·学术卷》丛书编委会

# "广西老中医药民族医药专家宣传工程"
## 工作委员会

# 李 序

　　广西是我国中医人才辈出、中药资源丰富的省份之一。系统挖掘整理广西地区国家级名老中医经验，是中医药薪火相传、创新发展的源泉，培养后继人才的重要途径，也是中医药教育有广泛现实意义的一项重要工作。

　　《桂派名老中医·学术卷》是我区自新中国成立以来较为系统的一套汇集所有国家级名老中医学术经验的专辑。这些老一代中医工作者弘扬国医，自信自强，大医精诚，堪为榜样。书中汇集了以"国医大师"班秀文为代表的一批医术精湛、德高望重的名医名家的学术思想与经验，从学术思想、临床经验、医德医风与治学等方面介绍了他们所取得的学术成就，从不同角度反映了他们成长的历程，展现了其对所擅长疾病的真知灼见与临证心得体会。精辟的见解，给人以启迪，足资效法，堪为轨范。本套丛书的出版，有助于激励中医药后继者深入研究和精通中医药学，有助于当代名中医的成长，有利于继承和发扬中医药的特色优势，弘扬广西地方名医学术思想，进一步提高广西中医药地位。我们应当继续深入做好对广西中医药、广西民族医药的发掘和整理提高工作，保存和发扬中医药特色与优势，推动传承与创新，弘扬中医药文化，加强中医药人才队伍的建设，加强中医药科学研究，加快名老中医的经验、学术、技能、文献等抢救工作的步伐，推进中医药理论和实践创新，为促进中医药、民族医药事业作出新的更大的贡献。

广西壮族自治区副主席　李康

2010 年 12 月

# 王 序

　　中医药是中华民族的瑰宝，在我国各族人民长期的生产生活实践和与疾病做斗争中逐步形成并不断丰富发展，为中华民族的繁衍昌盛作出了重要贡献，作为中国特色医药卫生体系的重要组成部分，至今仍在维护人民健康中发挥着独特作用。中医药天地一体、天人合一、天地人和、和而不同的思想基础，整体观、系统论、辨证论治的指导原则，以人为本、大医精诚的核心价值，不仅贯穿于中医药对生命、健康和疾病的认知理论与防病治病、养生康复的临床实践，而且深刻地体现了中华民族的认知方式、价值取向和审美情趣，具有超前性和先进性。随着健康观念变化和医学模式转变，中医药越来越显示出其宝贵价值、独特优势和旺盛的生命力。

　　广西地处岭南，中医药、民族医药资源丰富。历史上，无数医家博极医源，精勤不倦，为中医药和民族医药发展作出了积极贡献。广西广大中医药和民族医药工作者认真继承，加快创新，涌现出一批治学严谨、医德高尚、医术精湛的全国名老中医。为了展示他们的风采，激励后学，广西壮族自治区卫生厅组织编写了《桂派名老中医》丛书，对"国医大师"班秀文等28位全国名老中医做了全面介绍。传记卷记录了名医的成长历程、诊疗实践和医德医风，学术卷展示了他们的学术思想和临证经验。这套丛书的出版，不仅有利于读者学习"桂派名老中医"独到的医技医术和良好的医德医风，也将为促进广西中医药和民族医药的传承创新起到重要作用。

随着党和国家更加重视中医药，广大人民群众更加信赖中医药，国际社会更加关注中医药，中医药事业迎来了良好的发展战略机遇期。衷心希望广大中医药和民族医药工作者抓住机遇，以名老中医为榜样，坚持读经典，跟名师，多临床，有悟性，弘扬大医精诚的医德医风，不断成长进步，为我国中医药事业发展作出新的更大的贡献。

中华人民共和国卫生部副部长
国家中医药管理局局长

2011 年 1 月

# 前　言

　　中医药、民族医药是我国各族人民在几千年生产生活实践和与疾病做斗争中逐步形成并不断丰富发展的医学科学，为中华民族的繁衍昌盛作出了重要贡献，对世界文明进步产生了积极影响。新中国成立特别是改革开放以来，党中央、国务院高度重视中医药工作，中医药事业取得了显著成就。

　　广西地处祖国南疆，是全国唯一同时沿海、沿边、沿江的省区，是西南地区最便捷的出海大通道。广西中草药资源丰富，中草药品种居全国第二位。广西是壮、汉、瑶、苗、侗、仫佬、毛南、回、京、彝、水、仡佬12个民族的世居地，其中壮族是我国人口最多的少数民族。在壮、汉等各民族文化的滋养下，广西独特的区位优势和丰富的药材资源，孕育了"桂派中医"这一独特的中医流派，在全国中医行业独树一帜，在东南亚地区也具有广泛影响。

　　近年来，在自治区党委、政府的正确领导下，广西中医药、广西民族医药事业蓬勃发展，百家争鸣，百花齐放，名医辈出，涌现了以"国医大师"班秀文为代表的一大批"桂派中医"名家，他们数十年如一日地奋斗在临床、科研、教学一线，以高尚的医德、精湛的医术赢得了广大人民群众的赞誉。"桂派名老中医"是"桂派中医"的代表人物，在长期的医疗实践中，他们逐渐摸索总结出具有广西特色的一整套方法和经验，为广西中医药、民族医药发展作出了独特的贡献。

为弘扬"桂派名老中医"全心全意为人民群众服务的奉献精神，大力营造名医辈出的良好氛围，调动广大中医药、民族医药工作者的积极性，在广西壮族自治区人民政府和国家中医药管理局的大力支持下，广西实施了"国医大师"班秀文等老中医药、民族医药专家宣传工程，《桂派名老中医》丛书就是该工程的成果之一。丛书分为学术卷和传记卷。学术卷在发掘、整理"桂派名老中医"学术思想和临床经验的基础上，筛选出第一批名老专家，将他们数十年的临床体会和经典医案进行系统梳理提炼，旨在全面总结他们的医学成就，为繁荣中医药学术、促进中医药事业发展作出贡献；传记卷由专业作家撰写，主要记录"桂派名老中医"的人生经历和成才轨迹，弘扬他们大医精诚的精神，希望能借此探索中医名家的成长成才规律，为在新形势下构建中医药人才的培养体系提供借鉴。

由于时间紧迫，书中错漏在所难免，恳请读者批评指正。

广西壮族自治区卫生厅
广西壮族自治区中医药管理局
2010 年 12 月

# 内容提要

　　全国名老中医李锡光教授精通中医药理论，从事中医内科疾病临床、科研、教学工作 50 余载。其医德高尚，医术精湛，学验俱丰，学兼各家，既不泥古，亦不废今，擅长心血管疾病的中医诊治，是全国著名的心血管疾病专家。

　　本书为李锡光教授的学术经验集萃，分为医家小传、学术思想、专病论治、诊余漫话、年谱 5 部分。本书的特点是突出名老中医李锡光教授的学术思想，重点介绍李锡光教授擅长治疗疾病的临证经验。一卷在手，如名师亲炙，可供医药院校师生、临床医生、中西医科研工作者及广大中医爱好者使用。

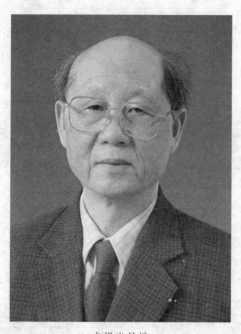

李锡光教授

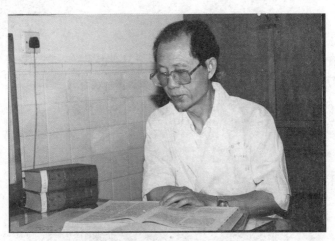

博览经典，精勤不倦

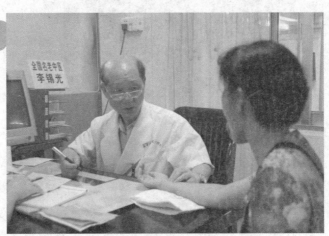

医者大德，以患为先（李锡光教授为患者诊病）

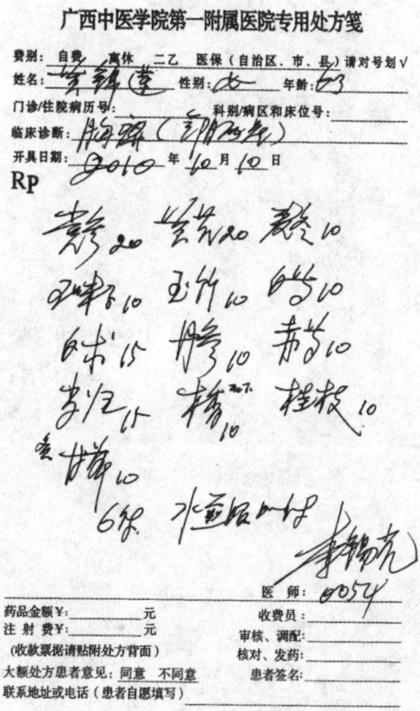

**广西中医学院第一附属医院专用处方笺**

费别：自费 离休 二乙 医保（自治区、市、县）请对号划√

姓名：_____ 性别：女 年龄：63

门诊/住院病历号：_____ 科别/病区和床位号：_____

临床诊断：胸痹（心脉瘀阻）

开具日期：2010 年 10 月 10 日

Rp

（手写中药处方）

医师：李锡光 0054

| | |
|---|---|
| 药品金额¥：_____元 | 收费员：_____ |
| 注 射 费¥：_____元 | 审核、调配：_____ |
| （收款票据请贴附处方背面） | 核对、发药：_____ |
| 大额处方患者意见：同意 不同意 | 患者签名：_____ |
| 联系地址或电话：（患者自愿填写） | |

李锡光教授手写处方

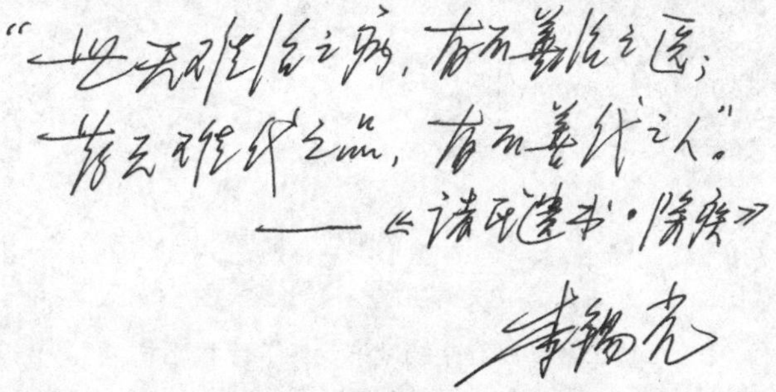

"世无难治之病，有不善治之医；
药无难代之品，有不善代之人。"
—— 《诸氏遗书·隐疾》

李锡光

李锡光教授手写名言

 同志担任本会

第一届理事会理事期间

对学会工作做出贡献特

给予表彰

中华全国中医学会表彰证书

荣誉证书

李锡光同志：

　　在促进我区医药卫生科学技术进步工作中成绩显著，特授予广西医药卫生科学技术进步奖荣誉证书。

获奖项目：失笑滴丸的研制

奖励级别：三等

奖励日期：一九九九年十月十四日

证书编号：99—13—03

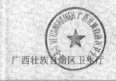

广西壮族自治区卫生厅

注：证书编号末两位数为项目完成人序号

"广西医药卫生科学技术进步奖"荣誉证书

# 证　书

李锡光 同志：

为了表彰您为发展我国 高等教育 事业做出的突出贡献，特决定从九　　月起发给政府特殊津贴 并颁发证书。

政府特殊津贴第(93) 9450632 号

一九九四年九月三日

国务院政府特殊津贴证书

全国老中医药专家学术经验继承指导老师

## 荣誉证书

李锡光 同志于2002年11月被确定为第三批全国老中医药专家学术经验继承指导老师，为培养中医药人才做出了贡献，特发此证。

国家中医药管理局

证书编号：07402

二〇〇七年九月

"第三批全国老中医药专家学术经验继承指导老师"荣誉证书

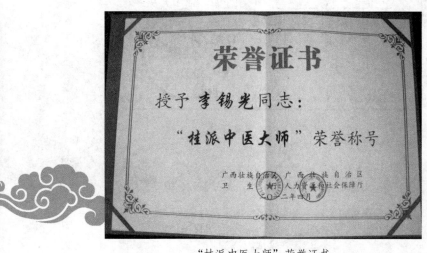

"桂派中医大师"荣誉证书

# 目　录

李锡光

1

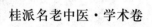

# 医家小传

# 贯中西精神，就医家大业

　　李锡光，国家级名老中医，长期专注于心血管疾病的临床、科研及教学工作，其医学修养广涉古今中西，博厚深广。回顾一生从医历程，李锡光教授给自己的评价是一名"现代中医"。这一路走来，在中医方面，他积淀了深厚的理论知识，通读并能活学活用中医发展史上的经典医学典籍；对于西医，他亦颇有涉猎，在临床能够中西活用，互补长短。他长期致力于心血管疾病的诊治与研究，临床经验丰富，并时刻关注学科发展，与时俱进地进行知识更新。作为一名现代中医，李锡光教授无愧"博古通今，融贯中西"八个字。

　　从1964年学成毕业并投身于医疗事业开始，李锡光的医学人生已经走过了50余载。他毕业于人才辈出的医学名校——广州中医学院（现广州中医药大学），之后一生的大部分时光都献给了广西中医学院和广西中医学院第一附属医院（现广西中医药大学第一附属医院）。在广西中医学院第一附属医院，他从住院医师晋升为中医内科主任医师，被聘为教授、硕士研究生导师。由于贡献突出，自1993年起即享受国务院政府特殊津贴，曾先后担任国家食品药品监督管理局药品审评委员会审评委员、国家中药品种保护委员会审评委员、广西中医药学会内科分会心脑血管病专业学会主任委员等职位，其学术造诣和专业素养深受同行

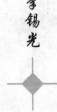

认可与推崇。2003年1月，已退休在家的李锡光教授响应由人事部（现人力资源和社会保障部）、卫生部（现国家卫生健康委员会）和国家中医药管理局共同发起的"全国名老中医药专家学术经验继承工作"的号召，再度"出山"担任"全国老中医药专家学术经验继承指导老师"，以自己的医学智慧继续服务于苍生大众和他身后的梓梓后学。

作为一名出生在旧社会、跟随着新中国的脚步一起成长的老中医，李锡光与和他同一代的人们一样，见证和亲历了太多时代和历史的沧桑。沧桑之磨砺与历练，让他一生历尽曲折，也最终使他在医学上有所成就。

1937年，李锡光教授出生在广东新会一个工人家庭。他本名麦玉麟，小名阿麟，生父麦伟兴，是一位以打工为生的底层工人。阿麟出生后不久，生父在一次工伤事故中炸伤了腿，并遭到狠毒贪婪的雇主的无情解雇。因为没有经济来源，加上战争时期的百业俱废，麦家的日子过得非常拮据。在阿麟五岁的时候，其生母迫于贫困窘迫的万般折磨与无奈背着他离家出走，在外面过起流浪乞食的生活。后来几经沦落，阿麟最终与母亲失散并落入了人贩子之手，辗转被拐卖到广西桂平，被一个好心人——即后来的养父李劲球收为养子。他现在的名字李锡光，便因此而来。李劲球膝下无子，对李锡光视若亲子，甚或亲之更甚，疼爱有加。在后来的成长求学路上，这位可敬的长者成为对李锡光影响最深的人。

李锡光就是在李劲球的影响下走上了从医之路的。在广西桂平下湾圩（李家所在地，今广西桂平市下湾乡），李

李锡光

劲球算是一个见多识广的人物。李家以生意谋生，家境算是中上。开阔的视野和相对富裕的经济条件使李劲球非常重视且能够把更多的精力投入到子女的文化教育上。从李锡光7岁开始求学到1958年高中毕业，这期间中国经历了多次的战争、变局与动荡，李家也几经波折，但是在父亲及家人的督促和支持下，李锡光没有中断或放弃自己的学业，直到最后以优异的成绩考入当时刚刚成立的广州中医学院。

1958年，在养父的建议下，李锡光攒着自己刻苦学习得来的优异成绩单，填报了广州中医学院，并如愿以偿地被录取，正式步入中医学殿堂。他就读的是医疗系，学制六年，课程安排大致为中医60%，西医40%。在六年的大学时光里，李锡光把所有时间和精力都放在了课堂和图书馆。除了完成学业规定的课程外，他利用学校图书馆丰富的藏书资源，通读中医经典文献和外文医学资料，这无疑为他日后所取得的医学成就打下了坚实的基础。1964年，李锡光以优异的成绩学成毕业。在组织的安排下，他回到广西，到刚组建的广西中医学院担任讲师，教授方剂学。从那时起，他结束了求学生涯，开始用在学校所学的知识回报社会。

1966年，"文革"开始，李锡光教授的教书生涯刚满两年就宣告结束。1968年，为支援"抗美援越"，全国范围内开展了大规模的抗疟药物研发，李锡光教授也以一名基层医疗人员的身份参与到寻找抗疟中草药的临床研究工作当中。此后的3年，李锡光教授与其他医务人员一起，跋山涉水，在极其艰苦的条件下走遍了广西大部分边远山区和村庄。正是在这一段艰苦的岁月里，李锡光教授开始了他的行医之路。1971年，抗疟药物的研究工作结束，李锡光教授回到南宁，调到当时的广西中医药研究所从事研究工作。1974年，他晋升为主治医师，在研究所领导的安排下，开始从事心血管疾病的临床及科研工作。为了更好地开展心血管疾病的临床研究，李锡光教授自学了心电图学。当时，在中国特别是在广西，有关心电图的相关知识和信息并不多，很多基层医院连心电图机都没有，但心电图却是了解现代心血管疾病学的必备技术手段。为了学好这门技术，李锡光教授克服种种困难，最终不仅学有所成，编写了《临床心电图学基础》一书，还在以后的工作中定期给同事和下属免费开设培训课程，为心电图的普及与推广起到了极大的作用。

　　1982年，李锡光教授重返故地，从广西中医药研究所调到广西中医学院第一附属医院，置身于医疗、科研第一线，从事心血管疾病临床诊疗和研究工作。1985年，李锡光教授晋升为副主任医师；1987年，担任内科主任；1992年晋升为主任医师，受聘为广西中医学院教授，并担任硕士研究生导师；1993年，获国务院政府特殊津贴。担任内科主任期间，在他的带领下，内科逐渐发展壮大，在1992年成立了独立的心血管内科，并在以后的数年间不断成熟分化，至今已有心血管内科、呼吸内科、肾病风湿科、神经内科、内分泌科、消化内科、肿瘤科、血液科等9个独立的专科，业务范围得到极大的发展。这其中，由他创建并一直担任主任的心血管内科更是成绩骄人，已成为国家

李锡光

5

重点专科，成就了广西中医药大学第一附属医院最辉煌的专业科室的发展传奇。2003年，经人事部、卫生部和国家中医药管理局共同遴选，李锡光教授被确定为"第三批全国老中医药专家学术经验继承工作指导老师"。如今，李锡光教授仍在广西中医药大学第一附属医院老专家门诊坐诊，继续其治病救人的事业。李锡光教授将最辉煌的时光献给了广西中医药大学第一附属医院，也收获了这一生最值得珍视与自豪的荣誉。

李锡光教授思想开放，性情豪爽不拘谨。这一点体现在医学上就是他对于中西医关系的理解和把握。李锡光教授认为，中西医各有长短，作为一名医生，无论中医还是西医都应克服并摒弃偏见，善于将两者结合运用，做到取长补短。因此，李锡光教授不但掌握了坚实深厚的中医药理论知识和诊疗技能，同时也掌握了相关的特别是自己专科领域的西医学知识。在广西中医药大学第一附属医院工作期间，李锡光教授融汇中西，为患者诊治疾病，疗效显著，已经成为医院的一块"金字招牌"。

李锡光教授多年为之倾注心血的心血管疾病的临床和科研工作，无疑是其医学人生最值得自豪的成就。对于老年心血管疾病的形成，李锡光教授有独特的见解。他认为，老年心血管疾病的病因病机多为虚实夹杂，虚者表现为阴阳气血的虚损，尤以气血虚损为主，实者则表现为血瘀、痰阻、气滞等，虚为致病之常，痰、瘀为致病之变。根据老年心血管疾病以虚、痰、瘀为主要病机，且三者相互影响、相互转化的特点，李锡光教授主张治疗心血管疾病时

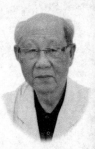

总以补虚、祛痰、化瘀为基本治法。首先，重在补虚，尤其重视补益气血；其次，注意祛瘀化痰。痰瘀是标，治标以疏通为贵，应避免黏腻；虚是本，治本要扶正补虚，以恢复脏腑阴阳及气血津液的功能，从而消除产生痰、瘀的根源。

李锡光教授从医50余年，医德高尚，且有着扎实的理论功底和丰富的临床经验。50年来，经他诊治的患者不计其数，他用精湛的医术创下了一个又一个起死回生的奇迹，用博大的爱心赢得了众多患者的信任和赞誉；50年来，他不辞劳苦，言传身教，释疑解惑，培养了无数的后辈人才，桃李满天下；50年来，他始终如一，成为患者眼中的"苍生大医"，也成为我们终生学习的楷模。

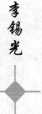

# 学术思想

# 注重辨证论治

辨证论治，是运用中医的理论和诊疗方法来检查诊断疾病，观察分析疾病，治疗处理疾病的原则和方法。这种原则和方法，经历了长期反复的验证和不断的充实完善，已发展为具有独特的理论且行之有效的临床诊治方法。

辨证论治，以重视个体化的诊治而堪称中医临床医学的最高层次。在中医学早期文献中所记载的多是从病而治，但也有辨证论治之思路，如马王堆出土的医书《脉法》言："圣人寒头而暖足，治病者取有余而益不足也。"自汉代张仲景奠鼎辨证论治以后，魏晋南北朝时期的医家们仍习用辨病而重视方书，在辨病上有许多创新，对一些疾病有发现性的命名，如葛洪在《肘后方》中首次阐述了天花（虏疮）、马鼻疽、恙虫病（沙虱病）等，这些均为近代传入的西医学所接受继承。但魏晋医家也注意到证的重要，提出"证候"一词，如王叔和《脉经·序》中言："声色证候，靡不该备。"陶弘景也说："具论诸病证候，因药通变。"把证候的概念提升为疾病诸见证与时间定位的总和。宋代以后，辨证论治始成为主流，且涵盖了辨病。

证，是机体在疾病发展过程中的某一极端的病理概括。由于它包括了病变的部位、原因、性质，以及邪正的关系，反映出疾病发展过程中某一阶段的病理变化本质，因而它比症状更全面、更深刻、更正确地揭示了疾病的本质。所谓辨证，就是将四诊（望、闻、问、切）所收集的资料、症状和体征，通过分析、综合，辨清疾病的原因、性质、部位，以及邪正之间的关系，概括、判断为某种性质的证。论治，又称施治，则是根据辨证的结果，确定相应的治疗方法。辨证是决定治疗的前提和依据，论治是治疗疾病的手段和方法。通过辨证论治的效果可以检验辨证论治的正确与否。辨证论治的过程，就是认识疾病和解决疾病的过程。辨证和论治，是诊治疾病过程中紧密联系不可分割的两个方面，是理论和实践相结合的体现，是理法方药在临床上的具体运用，是指导中医临床工作的基本原则。

李锡光教授认为，辨证论治作为指导临床诊治疾病的基本法则，由于它能正确地看待病与证的关系，既看到一种病可以包括几种不同的证，又看到不同的病在其发展过程中可以出现同一种证，故在临床治疗时，可以在辨证论治原则的指导下，采取"同病异治"或"异病同治"的方法来处理。由此可见，中医治病不是着眼于病的异同，而是着眼于病机的区别。相同的病机，可用基本相同的治法；不同的病机，就必须用不同的治法。所谓"证同治亦同，证异治亦异"，实质上是由于"证"的概念中包含着病机在内的缘故。这种针对疾病发展过程中不同质的矛盾用不同的方法去解决的法则，就是辨证论治的精神实质。

凡是中医药院校中医学专业毕业的学生，都上过中医内科学这门课，中医内科学对临床常见病的辨证分型与治疗原则是前人长期实践经验的总结。然而，在临床上医生们越来越发现上学时学的东西不那么好使了，很多病无法

李锡光

套用书中所列的证型。李锡光教授认为，疾病的发生发展是有相对固定的规律，西医学传入我国之前，人们所认识的疾病的发展变化基本上是其自身规律所决定的，但是随着西医学的引进和其治疗手段的不断发展，现在很多疾病的治疗是以西医方法为主，也就是说，当某一疾病刚一发现，患者往往就采用西医药治疗，疗效不好时才会想到中医，这种医疗行为对疾病的演变产生了巨大影响，使得现代中医所面对的许多疾病已非原发病本身，而常常是经过西医干预的"变证"，这就影响了常规的辨证结果。

再有，就是环境气候的变化、大气的污染、疾病传播途径的复杂，使人类疾病谱比之古代已有明显的变化，过去没有的新病种不断出现，如艾滋病、农药中毒等。因此，中医辨证论治要与时俱进，根据临床实际调整思路与方法。

# 胸痹心痛注重气血辨证

李锡光教授一贯重视中医的辨证论治，也崇尚中西医结合，善于把西医辨病求因的局部分析同中医宏观辨证的审证求因结合起来，相互印证。胸痹心痛相当于西医的冠心病心绞痛；胸痹重证属真心痛，相当于冠心病急性心肌梗死。二者症状、病机、病性相似，只是表现程度不同而已。古往今来，众多医家对胸痹心痛的病机认识是基本一致的，即本虚标实、虚实夹杂。本虚指的是心的气血阴阳不足，标实即血瘀、气滞、痰浊、寒凝。"心痛者，脉不通"，即在本虚的基础上出现血瘀、气滞、痰浊、寒凝而痹阻心脉，不通则痛，发为胸痹心痛。李锡光教授认为，心脉绌急也是胸痹心痛的重要发病机理。他基于中医审证求因，结合西医的局部分析，即冠状动脉（心脉）病变，以及西医的辨病求因，即冠心病心绞痛和心肌梗死的基本病因——冠状动脉硬化和 / 或冠状动脉痉挛，提出了胸痹心痛的病理因素包括两个方面：心脉痹阻和心脉绌急。二者可单独发病，也可同时为患，换言之，胸痹心痛的病机可概括为心脉痹阻和 / 或心脉绌急。

古代医家认为，有诸内必形诸外，临床并非完全如此，如隐匿型冠心病有心肌缺血的客观证据，但无心肌缺血相应的临床表现。此型冠心病亦属常见，与有症状心肌缺血相比较，冠状动脉病变相似，病死率和猝死率无明显差异，应积极进行治疗，但此型冠心病常因无症可辨而疏于治疗，延误病情。不典型心绞痛和心肌梗死在中医宏观辨证时虽有症可辨，但可能辨而有误，以致失治、误治。另外，仅靠直觉和抽象思维辨治冠心病有明显的局限性，应把四诊的直观指标同客观检查指标结合起来，而心电图检查价格相对低廉，易于普及，是冠心病诊断和鉴别诊断、判断预后及指导治疗的重要手段。李锡光教授重视心电图技术在心血管疾病中的应用。他特别强调，从事心血管专科的医生必须掌握这门技术，不断学习，不断实践，以提高心电图的诊断技能。同时也鼓励我们，尽可能多地掌握现代诊断冠心病的医疗技能，以便从更高层次上提高中医对冠心病的诊治水平。

李锡光

李锡光教授在胸痹心痛诊治过程中重视气血辨证，在治法上注重益气活血。因心主一身之血脉，血液主要靠心气推动，运行全身，昼夜不息，气行则血行，气虚则血瘀。《素问·调经论》云："人之所有者，血与气耳。"《本草衍义·衍义总叙》云："夫人之生，以气血为本。"说明在生理上气血是构成机体的物质基础，也是机体一切生命活动的源泉。在病理上，《医学必读·古今元气不同论》云："气血者，人之所赖以生者也，气血充盈则百邪外御，病安从来？气血虚损，则诸邪辐辏，百病丛集。"朱丹溪也说："气血充和，百病不生，一有怫郁，诸病生焉。"说明气血不和百病乃变化而生。在治疗上，《素问·至真要大论》谓："疏其血气，令其条达，而致和平。"因此，众多医家都非常重视气血辨证，李锡光教授辨治冠心病时也以气血辨证为主。

　　《金匮要略·胸痹心痛短气病脉证治》曰："夫脉当取太过不及，阳微阴弦，即胸痹心痛，所以然者，责其极虚也。"李锡光教授认为，胸痹心痛以虚居多，虚乃胸痹心痛之本，无虚则不成胸痹心痛。胸痹心痛病位在心，心主血，赖心气以推动，气血以流通为贵，心气不足，无力推动血行，血行不畅而瘀血内伏。因此，心病每见本虚标实，虚实夹杂。本虚以气虚为主，标实以血瘀多见。他强调，胸痹心痛是一个较长时间的气虚血瘀的病理过程，患者可以有较长时间处于稳定状态中而无临床症状，但一旦发生严重的气血失调即可再次出现阵发性胸痹心痛。痛与不痛之间，只是气血失调演变的不同程度而已。这就阐述了在某一类型冠心病如隐匿型冠心病和稳定型心绞痛的某一阶段虽有内在病理变化但无临床表现，是因为气虚血瘀的病理变化处于相对稳态中，但其基本的病理因素（气虚血瘀）则贯穿疾病始终。因此，本病的治疗要抓住气虚这个根本，虽有血瘀病机，活血化瘀药当属必用，但补气之法终不可废。李锡光教授将胸痹心痛分为气虚血瘀和气阴（血）两虚夹血瘀两个证型，分别治以益气活血和益气养阴（血）、活血通脉为法，自拟养心通脉饮。该方以人参为君，黄芪为臣，补气为主，以治其本；佐以丹参、当归、赤芍等活血化瘀药以治其标。该方现有胶囊制剂，广泛用于隐匿型冠心病、劳力型心绞痛、心肌梗死、冠心病心律失常等。

对于瘀血日久、久病入络或病情较重、瘀血凝聚的病证，丹参、当归、川芎、赤芍等活血化瘀药药力稍显不足，应合用药力强悍的破血逐瘀药，如水蛭。水蛭不仅有破血散结的作用，且为虫蚁类药，能入络搜剔心脉之瘀血，解除冠脉痉挛，对于一般辛温通络药不能奏效的病证尤宜，张锡纯谓此药"破瘀血而不伤新血，专入血分而不损气分"。李锡光教授曾以水蛭胶囊治疗不稳定型心绞痛，以水蛭注射液观察早期急性心肌梗死的溶栓效应，疗效满意。

# 从虚、痰、瘀论治心脑血管疾病

随着我国由农业社会向工业社会转型，人民生活水平不断提高，心脑血管疾病的发病率越来越高。现在，高血压、冠心病、慢性心力衰竭、脑血管意外等心脑血管疾病

15

李锡光

已不是一种单纯的生理性疾病，而是一个全国性的公共卫生问题。李锡光教授认为，虽然西医学在心脑血管领域发展很快，但中医中药改善患者症状、提高生活质量的效果确切，具有简、便、廉、验的特点，在我们这样一个发展中国家，发挥中医中药特色，具有广阔的发展前景。

李锡光教授认为，老年心脑血管疾病的病因病机十分复杂，多为虚实夹杂，虚者表现为阴阳气血的虚损，尤以气血虚损为主，实者则表现为血瘀、痰阻、气滞等，而老年人易本虚、易痰阻、易血瘀，这是常见的老年心脑血管疾病的共同病理基础，使老年心脑血管疾病形成虚实夹杂的病理变化，且虚为致病之常，痰、瘀为致病之变。

1. 虚　心脑血管疾病的发病年龄近年虽呈年轻化趋势，但患者群仍以中老年人为主。其发病与年老体虚、饮食不当、情志失调等因素有关，年老体虚是其中最主要的因素。老年人之所以容易出现虚证，有其客观的生理病理基础，《素问·阴阳应象大论》曰："年四十，而阴气自半也，起居衰矣。"人体进入老年之后，肾气渐衰，肾阴不足，不能滋养、濡润机体各个脏腑组织器官；肾阳不足，不能推动、温煦机体各个脏腑组织器官，身体机能走向衰老，脏腑功能日趋减弱并易失调，故老年人患病以虚为主。在一般情况下，上述表现只是衰老，若超过一定限度，则是一种病理现象。当然，老年人患病并不表现为纯虚，因为虚反过来又可致脏腑功能活动迟缓或障碍，造成气血阴阳的不足，常使体内的代谢产物停留而形成新的致病因素，一般表现为痰与瘀的阻滞，临床多见虚实夹杂之证。

2. 痰 痰多为人体脏腑气血失和、水谷津液运化失常的病理产物，其中既包括可咳吐而出的肺胃之痰，又包括可以触见的瘰疬、痰核等外在之痰，还包括停积于脏腑、经络、血脉之中的潜在之痰，当其达到一定程度不能消除时，便可引起多种疾病。

痰具有流动不居、随气升降流行的特性，内至脏腑经络，外至筋骨皮肉，泛滥横溢，无处不到，既可因病生痰，又可因痰生病，互为因果，危害人身。《杂病源流犀烛》云："痰之为物，流动不测，故其为害，上至颠顶，下至涌泉，随气升降，周身内外皆到，五脏六腑俱有……故痰为诸病之源，怪病皆由痰成也。"痰致病广泛，涉及人体的各个系统，其症状十分复杂，可轻可重，可明显可隐蔽。临床上见到下列症状特点时都可考虑到痰证或夹痰之证为患：久病形体不衰，病症时发时愈；眼神涩滞不流利，面色晦暗，或眼眶周围明显晦暗，其形如肿；皮肤油垢明显，手心、足心及前阴等处常泌液渗津，或面色光亮如涂油；形体肥胖，手足作胀；精神恍惚，或抑郁，或亢奋，头痛，惊悸，易失眠，嗜睡，或困顿，或昏厥，或神志异常，但神经科检查无异常。

痰之生成，总因水谷精微不归正化，虽六淫之邪、七情之伤、饮食劳倦、气血不畅、脏腑内伤皆可导致痰的形成，然老年病中的痰主要是由于脏腑功能衰退，使津液的生成、输布和排泄发生障碍所致，其生成与脏腑的功能特别是肺、脾、肾三脏的功能密切相关。

3. 瘀 凡体内离经之血不能及时排出和消散，停积于

17

体内，或血行不畅，壅遏于经脉之内，以及瘀积于脏腑组织器官之血，统称为瘀血。瘀血致病具有广泛性与复杂性。老年病中致瘀的主要原因是脏腑功能衰退，气血运行无力，或阳虚经脉失于温煦，血凝为瘀。临床常见的老年病有因病而致瘀者，亦有因瘀而致病者。

瘀血形成之后，不仅失去了正常血液的濡养作用，而且反过来会影响全身或局部血液的运行，出现疼痛、出血或经脉瘀塞不通、内脏发生癥积等现象，以及"瘀血不去，新血不生"等不良后果。瘀血的临床表现因瘀阻的部位和形成瘀血的原因不同而异。例如，瘀阻于心，可见心悸、胸闷心痛、口唇指甲青紫；瘀阻于肺，可见胸痛、咯血；瘀阻胃肠，可见呕血、大便色黑如漆；瘀阻于肝，可见胁痛痞块；瘀血攻心，可致发狂；瘀阻胞宫，可见少腹疼痛、月经不调、痛经、闭经、经色紫暗成块，或见崩漏；瘀阻肢体末端，可成脱骨疽；瘀阻肢体肌肤局部，可见局部肿痛青紫。虽然可有多种表现，但总以疼痛、肿块、出血、肌肤甲错、口唇爪甲紫暗、皮下瘀斑以及舌脉改变为主要表现。当然并不是每一个患者都齐备。

4.虚、痰、瘀三者的关系　虚、痰、瘀是常见老年病的病机特点，但这三者之间并不是相互孤立的，而是可以相互影响、相互转化的。

痰浊的产生主要是由于脏腑功能的减弱所致。正常生理情况下，水液的输布排泄主要依靠三焦的气化作用和肺、脾、肾的功能活动。三焦气化失宣是形成痰饮的主要病机。三焦司全身的气化，为内脏的外府，运行水谷津液的通道，气化则水行。若三焦失通失宣，阳虚水液不运，必致水饮停积为患，如《圣济总录》云："三焦者，水谷之道路，气之所始终也。三焦调通，气脉平匀，则能宣通水液，行入于经，化而为血，灌溉周身。若三焦气塞，脉道壅闭，则水积为饮，不得宣行，聚成痰饮。"若联系五脏，则痰饮之生成与肺、脾、肾功能失调密切相关。肺居上焦，主气，肺气有宣发肃降、通调水道的作用。若肺气失宣，通调失司，津液失于布散，则聚为痰饮。脾居中州，主运化，有运输水谷精微之功能。若湿邪困脾，或脾虚不运，均可使水谷精微不归正化，聚为痰湿。肾为水脏，处下焦，主水液的气化，有蒸化水液、分清泌浊的职责。若肾气、肾阳不足，蒸化失司，水湿泛滥，可导致痰饮内生。三脏之中，脾运化失司，首当其冲。因脾阳虚则上不能输精以养肺，水谷不归正化，反为痰饮而干肺；下不能助肾以制水，水寒之气反伤肾阳，由此导致水液内停中焦，流溢各处，波及五脏。

血瘀的形成也与正气的亏虚密切相关。气血津液是人体生命活动及脏腑功能活动的物质基础，又是脏腑功能活动的产物。脏腑通过各自的功能，从不同的环节参与并影响气血津液的活动。例如，肺主气、心主血、脾统血、肝藏血、肾主纳气等。其中以肾至为重要，它是人体生命活动的动力和源泉。肾为先天之本，肾藏元阴元阳，影响其他脏腑，从而作用于气血。另外，肾还以"藏精化血""主骨生髓""髓生血"的功能直接参与气血的活动。气血与脏腑不仅存在着生理联系，而且有着病理关联，脏腑病变可

李锡光

影响气血运行，导致气血病变；气血失和是脏腑功能失调的主要表现形式。血脉由心所主，心脏的正常搏动依赖于心气，而心气有赖于肾阳的正常温煦，肾阳虚则心阳失温，运血无力而致血瘀。年老体虚，肾气不足，影响气血的运行。血液的正常运行亦有赖于血液本身的充盈，血虚则血脉空虚，也能影响心脏的正常搏动和血液的运行，不畅则致瘀。张景岳云："凡人之气血，犹源泉也，盛则流畅，少则壅滞，故气血不虚则不滞，虚则无有不滞者。"

痰和瘀虽不属同一物质，但均为阴精的病理产物，同由津液气化。二者之间是相互转化及依存互根的关系，直接影响着疾病的转归。血的运行输布离不开气的升降出入，若痰湿内停，气机受阻，则血液运行迟滞而产生瘀血，此因痰而导致血瘀。若瘀血内阻，影响脏腑气机的升降出入运动，肺、脾、肾、三焦等脏腑功能失常，则水湿内停，聚而生痰，此因瘀而致痰。

朱丹溪首创"痰夹瘀血，遂成窠囊"之说。唐容川在《血证论》中指出："须知痰水之壅，由瘀血使然，但去瘀血，则痰水自消。"痰饮的停留与流动必然影响气血运行而导致瘀血，瘀血又致气滞，气滞则血瘀，影响脏腑功能，在一定条件下又变为痰饮。

总之，痰与瘀同是气血失和的病理产物，同时也是致病因素。痰瘀互结，临床上多见于久病痼疾，并有同入络脉的特点。其临床表现错综复杂，多种多样，除可根据痰证或瘀血证的临床表现来判断外，舌象变化对确立痰瘀同病的诊断同样具有重要意义。瘀血内阻，则舌质紫暗，有瘀斑或瘀点；痰湿内停，舌苔必腻。只有舌质的改变为瘀，只有舌苔的改变为痰，舌质和舌苔同时改变才能辨为痰瘀同病，二者缺一不可。痰瘀同病临床并不少见，尤其在久病、疑难杂病中更为常见，如高血压、高脂血症、动脉硬化、脑血栓、冠心病、肺心病、慢性支气管炎、肺气肿等病证中常可见此证型。

李锡光教授认为，治疗心脑血管疾病，首先要理解心脑血管疾病虚、痰、瘀的病理特点，这对临床治疗具有重大意义。

人到老年，脏腑功能减弱，气血津液的正常功能失调，津液不能蒸化，血行缓慢不畅，易生痰生瘀。老年病的发生与虚密切相关，而痰瘀既是病理过程中的产物，亦可是致病因素，其病变可在局部，亦可涉及全身，痰瘀形成以后，反过来又阻碍气血的运行，导致气血的亏虚。此外，瘀阻血难行，血凝痰难化，血滞痰凝也可相兼为患。津液与血均有赖于气以化之运之，气足则输布有力，运行正常；气虚则输布无力，津液不行，停聚而为痰，血行不畅而为瘀。日久痰阻可致瘀，血瘀津凝可生痰。因此，治疗此类老年性心脑血管疾病，总以补虚、祛痰、化瘀为基本治法。

首先，重在补虚，尤其重视补益气血；其次，注意化痰，但治痰不能见痰治痰。朱丹溪曰："善治痰者，不治痰而治气，气顺则一身之津液亦随气而顺矣。"指出治痰应结合理气。同样治瘀亦不能见瘀治瘀，应该重视行气补气在活血化瘀中的作用。总之，在老年病中，痰、瘀是标，治标以疏通为贵，应避免黏腻；虚是本，治本是扶正补虚，

李锡光

以恢复脏腑阴阳及气血津液的功能，从而消除产生痰、瘀的根源。此外，还应注意补虚时要权衡标本、缓急、轻重，采用通补兼施的方法，或先祛邪后补虚，或先补虚后祛邪。祛邪时宜辨明痰瘀标本，或重在祛痰兼以化瘀，或重在化瘀兼顾祛痰，或祛痰、化瘀并重，再随证酌加调理气机之品，灵活运用。下面就几种疾病来论述一下李锡光教授如何辨治心脑血管疾病。

心力衰竭是指由各种病因引起心脏舒缩功能障碍，心排血量减少，不能满足组织代谢需要而导致的一种综合征，临床上以肺循环和（或）体循环瘀血及组织血液灌注不足为主要特征。本病可归属中医学"心悸""喘证""水肿""肺胀""痰饮"等范畴。中医学认为，心力衰竭之所以发生，其基本病机为本虚标实，本虚为心阴阳气血亏虚，尤以心之阳气虚衰突出，标实突出表现为血瘀、痰浊，尤其是血瘀。

李锡光教授认为，心力衰竭是一个不断发展、不断加重的过程，在其早期，主要是心气不足，由于气与阳互为助益，故心气虚很快累及心阳致心阳亦虚，在临床上有时难以分开，气虚推动无力，阳虚鼓动不力，气虚血不行，气虚水亦不行，于是血行瘀缓，痰湿内生，表现出夹瘀、痰、水之象，总以虚为本，虚中夹实为病机特点。进一步发展可出现气阴两虚夹瘀、气虚血瘀、阳虚水泛等不同证型。其病位在心，与肺、脾、肾相关。

在临床中，李锡光教授运用补益心气、活血化瘀、化痰通络的方法治疗心力衰竭，疗效证实中西医结合治疗心力衰竭有着明显的优势。

慢性肺心病失代偿期心力衰竭明显，属中医学之肺胀，病变首先在肺，继则影响脾、肾，后期及心。其既有正气虚弱的一面，又有痰瘀伏肺的一面。在肺心病的治疗过程中，一方面要注意补气，另一方面要高度重视活血化瘀法的运用。在临床上，李锡光教授善用大剂参、芪合血府逐瘀汤治疗肺心病，屡用屡验。

高血压是目前最常见的心脑血管疾病，其发病率呈加速上升的趋势，中医中药在改善患者全身症状、提高生活质量方面具有突出的优势，中西医结合疗法仍不失为目前高血压防治的最为理想的方案。

根据其临床表现，高血压可归属于中医学"眩晕""头痛""心悸""失眠"等范畴。李锡光教授认为，高血压的本质是本虚标实。本虚者以心气不足为主，标实者以血瘀、痰浊为主。疾病早期多以实证为主，进一步发展则因实致虚，到后期则多虚实夹杂。这也是高血压对靶器官的损害从轻到重的过程。气虚血瘀是该病最常见的证型，治疗以益气活血为法。

高脂血症是一种常见的脂代谢紊乱综合征，部分病例可归属于中医学"眩晕""胸痹""中风"等范畴。就其病机而言，多归于痰浊、瘀血证的范畴。其主要病理机制为代谢紊乱，脂质堆积，壅塞脉道，气血不通。

李锡光教授提出了"高血脂为血中的痰浊"的见解，主张对高脂血症以痰浊论治，并强调该病的产生与肝脾失调密切相关。肝脾失调是其产生的主要病理基础，痰、瘀是其病变之标。治疗当以疏肝理脾为主，兼顾其标。李锡光教授自拟调脂胶囊治疗高脂血症，以标本同治、攻补兼施为治则，以化痰湿、祛瘀血为治法，尤其重视健脾化痰。

# 活血化瘀法在肺系疾病中的应用

李锡光教授多在辨证用药的基础上加用活血化瘀之药如丹参、川芎、牡丹皮、赤芍等治疗咳嗽，常收到较好的效果。

肺为相傅之官，位居胸中，主一身之气，朝会百脉，外合皮毛，内为五脏之华盖。心肺同居上焦，肺主气，心主血，气为血帅，血载气行。肺主宣发肃降和朝百脉，能助心行血，为血液正常运行之必要条件；而正常的血液循环也是维持肺呼吸功能正常的重要保证。若外邪侵袭，或他脏病气上犯，皆能使肺失宣降，肺气郁滞，百脉不通，形成瘀血。瘀血伏藏于肺，阻碍肺气之宣肃升降，肺络受阻，可致咳逆喘息、肺胀诸疾。《血证论》曰："瘀血乘肺，咳逆喘促，鼻起烟煤，口目黑色。"

肺系疾病的瘀血证表现往往与肺系疾病本身的表现兼而出现。例如，瘀血在肺，主要表现为顽固性咳嗽气喘、咯血、发热（多为低热，常伴口干不欲饮）、交节病作（每当节气变化，咳嗽气喘加重）、盗汗（特点为天亮汗出，用补气固表、滋阴降火法不效）、肺部包块（常见于肺癌、结核球、肺囊肿有阻塞现象），还有发绀、肿块、月经改变、某些精神神经症状、脉象改变等。

　　临床上可根据患者血瘀的程度及兼证的不同适当选用活血化瘀的药物。桃仁破血行瘀，润燥滑肠，同时具有止咳平喘的功效。川芎辛散温通，既能活血，又能行气，为血中之气药。寒证配麻黄、射干，热证配鱼腥草、金银花、黄芩、瓜蒌等，虚证配当归、黄芪、太子参等。地龙清热息风，通络平喘，其性寒，主热证，可配虎杖、石膏、杏仁，尤其在小儿肺炎及哮喘中应用较多。丹参临床最常用，活血补血，有"一味丹参，功同四物"之说。现代研究证明，丹参不但能改善血液流变学，还有扩张冠状动脉、提高心肌耐缺氧的能力，还对革兰阳性菌及部分革兰阴性菌有抑制作用，同时可增强机体的免疫功能。丹参常与川芎、红花、当归、金银花、连翘等配伍。

# 临床组方遣药遵循<br>"君臣佐使"原则

　　在临床中，对患者进行四诊合参、辨证论治之后，医生必定要开出处方给患者，以期达到治病的目的。这里所说的处方即为方剂。中医方剂的组成有一定的规律性，即"君臣佐使"的配合，这是方剂组成的基本原则。"君臣佐使"的组方原则是方剂配伍的基本理论，是在中医药学理论指导下派生出来的用以解释传统方剂结构关系和作用机

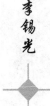

李锡光

制的理论，也是临床组方用药和研制新方的重要原则。据此原则予以遣药组方，才能使组成的临床处方结构严谨有序、配伍精当贴切、机理明晰周全、疗效确实可靠，较好地体现中医药学的特色。因此，临床组方用药需体现"君臣佐使"的组方原则。诚然，由于前人对"君臣佐使"的论述比较原则和笼统，加之后人对其理解又有不同，缺乏规范性，操作起来各行其是，降低了它的学术价值。然而，这一组方原则对临床的遣药组方还是很有指导作用的。鉴于目前尚未能将其规范为便于统一操作的一般原则，我们必须重视这一组方原则的学习和研究，使之能规范化和具有可操作性，以提高临床组方水平和临床疗效。

为尽可能使"君臣佐使"原则的运用更具可操作性，李锡光教授提出如下见解，以供临床遣药组方时参考。

君药，针对主病或主证起主要治疗作用的药物，是方剂中不可缺少的主药。

臣药，有两方面的作用：①增强君药的作用，即辅助君药加强治疗主病或主证作用的药物。②治疗兼病、兼证，即针对兼病或兼证起主要治疗作用的药物。

佐药，有3方面的作用：①佐助药，即配合君、臣药以加强治疗作用，或直接治疗次要症状的药物。②佐制药，即用以消除或减弱君、臣药的毒性，或能制约君、臣药峻烈之性的药物。③反佐药，即病重邪甚，可能拒药时，配用与君药性味相反而又能在治疗中起相成作用的药物。

使药，有两方面的作用：①引经药，即引方中诸药至病所的药物。②调和药，即具有调和方中诸药作用的药物。

综上所述，除君药外，臣、佐、使药都具有两种或两种以上的意义。但是，在遣药组方时并没有一定的程式，既不是每一种意义的臣、佐、使药都备，也不是每药只任一职。若病情比较单纯，可仿"君一臣二"之制。若方中君、臣药无毒或作用并不峻烈时，便不需用消除、减弱毒性或制其峻烈之性的佐制药；或君药兼有引药至病所的作用，便不需用引经的使药。所以，每一方剂的具体药味多少，以及君、臣、佐、使是否齐备，全视病证的轻重与治疗要求的不同，以及所选药物的功用来决定。但是，每一方中必定要有君药。君药的药味较少，而且不论何药为君药，其用量应比作为臣、佐、使药的药量要大。这是一般情况下组方的原则。至于对有些药味繁多的古代复方的分析，可按其方药作用来归类，分清主、次便可。

以上的"君臣佐使"法则虽已比较完善，有一定的指导作用，然而在具体运用过程中仍有笼统之感，就是说仍未能达到规范化，未达到任何人都可自如操作的程度。

如何使"君臣佐使"的运用规范化和具有可操作性？李锡光教授提出如下见解。

1.君药选定原则

①君药为方中必备药物，也是方中的主药，应当是治疗主病、主证的首选药物。首选药物的认定，应依据《中药学》《药典》规定的功能主治而定。例如，治疗气虚证，当首选人参或黄芪为君药。②新创方剂在十味药以内者，其君药通常不应超过两味，不宜多头并举。两味君药合用，可以是协同增效，也可以是相合互补，以适应复合证候的

27

需要。药味在十种以上或复方为用者，方中君药可有所增加，但一般不应超过四味。③君药的剂量一般是方中最大者。但方中有质重而性味平和的药物（如磁石、龙骨、牡蛎等），必须用大量方可取效时，则不在此限。而有些药物用量虽小，但作用强大，能针对主病、主证而起到主要治疗作用，量小亦可作为君药，"力大者为君"也。

2. 臣药选定原则

①臣药是加强君药治疗主病、主证作用的药物，可取与君药同类相须之品。例如，方中以人参补气为君，则可选黄芪补气为臣。②臣药也是治疗兼病或兼证的首选或常用药。③臣药的数量应超过或等同于君药的数量。④臣药的剂量一般应低于或等同于君药的剂量。⑤臣药的设置与否，应视病情和君药的性味功效等有关情况而综合确定之。

3. 佐药选定原则

佐药的作用有三，佐助作用、佐制作用、反佐作用：①佐助药应选择配合君、臣药以加强治疗作用，或直接治疗次要症状或兼病、兼证的药物，其功能可与君、臣药相同，亦有与君、臣药功效不相同的，但配于方中却可使君、臣药发挥更大的治疗作用。例如，气虚用补气药，稍加行气药以佐之；血虚用补血药，稍加行气或活血药以佐之；虚损当补之，补药或有黏腻壅滞之弊，取行散药以佐之。②佐制药应选择能制约君、臣药燥烈之性的药物，以纠其偏胜，或选择能减轻君、臣药毒性之药。例如，逐水剂，取甘遂为君，以甘草佐之，以制甘遂之竣烈之性和减轻毒性。③反佐药应选择与君药性味功效相反，但能起到相反

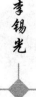

相成作用的药物。例如，治血证用止血药，少佐活血药以达止血不留瘀之效。④佐药的剂量一般不超过君、臣药的剂量，药味配比常居第3位；反佐药物的剂量宜轻；佐药的设与不设，应视需要与否而定。

4. 使药选定原则

①引经药应选择能引导方中诸药直达病所的药物。②调和药应选择能调和方中诸药的药物。③使药的剂量一般不超过君、臣药物的剂量。④使药的设与不设，应视需要与否而定。

至此，可以认为，如能熟练掌握上述理论知识和选药原则，则方剂"君臣佐使"的设定便有了相当的可操作性，临床运用起来也就比较自如了。

李锡光教授遣药组方特点是以中医药理论为指导，遵循"君臣佐使"的组方原则。

李锡光教授一再强调，方是由药组合而成，但一个方的组成绝对不是各药的简单相加，一个结构严谨、临床有效的方剂，其方中各药是相辅相成、缺一不可的。临床组方用药应遵循两个原则：一是严格遵循"君臣佐使"的组方原则；二是应以中医药理论为指导原则，否则就是"有药无方"。清代徐大椿《医学源流论·方药离合论》中有云："故方之既成，能使药各全其性，亦能使药各失其性。操纵之法，有大权焉。此方之妙也。"因此，方之既成，体现的是方剂的整体功效，而不是药物的个性功能或是各药作用的简单相加，此乃方剂组成之奥秘所在。

李锡光

# 用药平和，慎用有毒中药

中医药有着几千年的历史，我们的祖先应用中药治病，积累了丰富的临床实践经验，但最近几年，有关中药不良反应的新闻报道充斥媒体，好像中药不良反应突然之间多了起来。李锡光教授认为，对于中药的应用，既要遵循前人的经验，又要吸收现代药理、毒理的研究成果。尤其是在有毒药物的应用上，应遵循前人的古训。因为凡是药物都具有两重性，药物在进入人体后，直攻邪气，但也会伤及正气，也就是说，"药之于人，损益皆备"，即药物在治病的同时，也会产生一定程度的相反作用和不良反应，所谓"是药三分毒"。由于历史的原因、科技水平的限制，我们的祖先对很多中药的成分（包括有毒成分）未能进行深入的研究，只停留在经验应用上。近代，国内外已对很多中草药进行了化学成分的分析，明确了化学结构并进行了药理学和毒理学的研究。李锡光教授认为，我们应该吸取这些知识，尤其对有毒中药的现代药理、毒理知识尤当知晓。例如，前些年国内外关于含马兜铃酸中药的肾毒性病例进行了大量报道。我们应该承认不少中药确有肾毒性，只不过以前未认识到这个问题。时至今日，时代在进步，科技在发展，我们必须与时俱进，了解现代研究的成果，运用于中医临床中。如果只炫耀自己的优势，而看不到自己的不足，甚至有意遮掩自己的短处，中医药就不可能走向现代化。

从临床上来看，心脑血管疾病的患者大多为中老年人，这部分患者中很多已有肝肾功能的损害，运用有毒药物时更宜慎重。况且，不论是什么中药，不管起什么作用，都是摄入身体内的外来物质，必须经过肝脏、肾脏代谢处理，过量服用必定会加重肝肾的负担。如果患者肝肾功能已有损害，即使无毒的药物也会加重肝肾的负担，若是有毒药物，则必定损害肝肾功能。在临床实践中，李锡光教授救治过不少附子、川乌、草乌、山豆根中毒的患者，深感这类药物必须慎用，要牢记"是药三分毒"的古训，故在长期服用可能有毒副作用的中药的过程中，要给患者做肝肾功能、血常规等常规检查。李锡光教授认为，如果现在还有哪位医生给患者连续服用1年或1年以上的中药，又不给患者做肝肾功能、血常规等常规检查，那是很缺乏医疗道德的行为。

当然，也没有必要因噎废食，如辨证明确，确实需要应用有毒中药（如附子等）时，也可应用，但应以《药典》为准，不应超过规定的用量。

那么，如何防范中药不良反应的发生呢？李锡光教授认为，中药不良反应的发生有着各种各样的原因，归纳起来，有以下几种。

1. 认识上存在误区

我们首先要走出认为中药安全无毒的误区。一般而言，凡是药物就有毒副作用，中药也不例外。事实上中国古代医家早已发现中药有毒副作用。《神农本草经》是我国现存

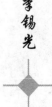
李锡光

最早的一部药学专著，全书载药 365 种，按药的效用分为上、中、下三品。上品 120 种，能补养，无毒，可久服；中品 120 种，能补虚，无毒或有小毒，应斟酌病情使用；下品 125 种，多为活性强的专科治疗用药，毒性大，不可多服、久服。当然，和西药相比，中药相对安全、低毒，但这决不意味着中药毫无毒副作用。因而，笼统地说中药安全无毒是不科学的。此外，中药标签上的内容有一种倾向，即少提或不提中药的毒副作用，似乎标签上的不良反应越少越好。这种做法既不明智，也不科学。因此，应科学地宣传中医中药，防止滥用中药，从而减少中药不良反应事件的发生。

2. 没有在中医理论指导下用药

中药之所以不同于化学药物，最关键的在于它必须在中医药理论指导下用药。中医药临床最大的特点是辨证施治，然而，目前国外应用中药的一个最大问题是不考虑中医的辨证施治，而是按着西医西药的思维方式来使用中药。例如，在日本，治疗慢性肝炎常用小柴胡汤，在使用中多不考虑或甚少考虑中医的辨证施治和随证加减，而且一服便是几个月，最终引起药物性肺炎。据报道，小柴胡汤的药物性肺炎多发生在服药 2 个月以上的患者。因此，应当在中医理论指导下合理地使用中药。日本学者也逐渐认识到这一点，针对小柴胡汤引起间质性肺炎这一问题，他们呼吁，应当加强中医理论的学习，要辨证使用小柴胡汤。

3. 中药名称混乱、品种混乱

在同一中药名称下，实质上有若干种不同的植物，这

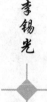

种情况在中药中司空见惯。不同种的植物，尽管其中药名称相同，但它们的毒副作用却大相径庭。例如，在比利时发生的服用中药减肥制剂而引起的肾脏中毒事件，其原因和误用不同品种的中药有关。该减肥药含有中药汉防己，但中药中入药为防己的植物尚有同科但不同属的植物木防己和不同科的植物广防己。一些人将广防己误当为汉防己使用，结果造成肾脏中毒反应。在香港，因误将鬼臼当威灵仙使用而造成的中毒事件，也是中药品种鉴定出现问题所致。

### 4. 未注意个体差异

中医治病常因人、因时、因地而用药各异。众所周知，不同种族的人群对药物的反应不同，此外，同一种族的人群中也还存在着个体差异。据日本所报道的结果，发生小柴胡汤药物性肺炎的患者多为60以上的老年人，而且多发生在免疫调节功能失调者。新加坡发生的黄连禁用事件，假定其根据是充足的，但其主要发生在 G-6-PD 缺乏者。该酶的遗传缺乏多见于我国的南方和东南亚地区，这些事实都说明中药临床用药要因人、因地而异。

### 5. 未发挥中药复方配伍的减毒作用

中医临床很少用单味药治病，而是采用中药复方配伍，中药复方配伍的目的之一便是减毒。例如，生姜杀厚朴之毒，生姜杀半夏之毒。中药方剂三生饮中有 3 种有毒中药，但配伍后毒副作用锐减。针对在新加坡发生的黄连新生儿溶血事件，一些学者进行了毒理学实验，结果发现，含有黄连的中药复方没有任何溶血作用。

除了上述因素以外，中药的产地、中药的炮制、中西药的配伍等因素都会影响中药毒副作用的发生。

# 扬长避短，充分发挥中医的优势

李锡光教授认为，虽然中西医理论体系、思维模式有很大的不同，临床诊治的优势与不足各异，但中西医面对的都是患者，因而中西医之间必定有其共同点。所以，中医临证中要吸取西医学之长以补自己之短，使之成为中医临床诊疗技术的补充手段，或使之成为中医辨证论治的一个组成部分。

譬如，可将心电图作为脉诊的延续。李锡光教授认为，当代中医仅了解中医固有的脉象含义是不够的，应把脉象与心电图知识结合起来，使之从更高的层次上了解中医的脉象本质。例如，结脉，它在脉诊中的表现是"缓而时止，止无定数"（即脉率慢而不规则），它可以包含着多种心律失常，如室早、房早、缓慢型房颤及窦房传导阻滞、窦性停搏、二度房室传导阻滞（下传比例不一致时）等。又如迟脉（脉率＜ 60 次 / 分），可见于窦性心动过缓、病态窦房结综合征、交界性心律、二度房室传导阻滞、三度房室传导阻滞等。了解这些深层的知识，对辨证论治有着重要的指导意义。

中医能治病，这是千百年来有目共睹的事实，是不容否定的。但时至今日，我们又不能不正视现实：中医并不是什么病都能治，能治的病也不是在疾病的各个不同阶段都具有治疗优势。因此，我们应该清楚地认识到，有特色并不意味着就有优势，但有优势者必具特色。

中医与西医，各有所长，亦各有不足之处。虽然中医无须与西医争高低，但中医在掌握治病优势的同时也要正视自己的不足。临床中要了解疾病发展的普遍规律，要善于掌握疾病不同阶段的发病机理，准确选择干预的时机，以发挥中医治疗的优势。比如，急性心肌梗死患者急性期的治疗，尤其是重症，需立即进行介入治疗的时候，西医的治疗往往能起到立竿见影的效果，尤其是心功能方面能立即得到改善。相比之下，中医对急性心肌梗死急性期的治疗则不具优势。但是，在急性心肌梗死的缓解期，中医治疗有很大的优势。因为冠心病病机的根本在于本虚标实，介入治疗或冠状动脉搭桥术只是局部治疗，是一种治标之法。尽管术后仍服用多种西药，有些患者甚至进行第2次介入治疗，但并未从根本上纠正本虚状态，患者胸闷心悸、气短乏力等症状并未消除，生活质量低下。中医学认为，急性心肌梗死的主要病机为脏腑亏虚，心之气血阴阳不足，痰浊、瘀血、寒邪阻塞心脉，属正虚邪甚、本虚标实之证。心之气血阴阳亏虚为本，其中以心气虚为主；瘀血、痰浊、寒邪阻塞心脉为标，其中又以瘀血为主。因此，李锡光教授常以益气养阴、活血化瘀为法，用自拟的养心通脉饮（人参或党参、黄芪、麦冬、五味子、白芍、丹参、赤芍、当归、檀香、桂枝、木香等）治疗，效果极佳，可明显减轻或消除患者胸闷心悸、气短乏力等症状，显著改

李锡光

善其生活质量。该方对介入治疗后的无复流、再狭窄、左室功能受损等亦具疗效。这才是中医治疗心脑血管疾病的优势所在。

又如，高血压的治疗。对于高血压的治疗，降压是硬道理，是治本之治。中药对高血压所致的头晕、头痛、肢麻、乏力等症状的治疗具有优势。有不少高血压患者，服降压药以后，虽然血压降了，但头晕、头痛、肢麻、乏力等症状没有改善，影响生活质量。经中医药辨证治疗后，上述症状明显改善或消除，生活质量得到改善，同时也有助于平稳降压。由此可见，不管是疑难病还是危重病，只要熟悉疾病的发病机理及其发展的不同阶段的证候，选择好用药时机，就可以发挥中医治病的特色与优势。

# 专病论治

# 胸痹心痛

胸痹心痛，是汉代张仲景提出的病名，至今仍在沿用。古代医籍中出现的心痛、心痹、厥心痛、真心痛、卒心痛、久心痛、胸痹等病，皆属胸痹心痛类证。根据胸痹心痛的主要临床表现，不少学者认为，其包括西医学冠心病的两个临床类型——心绞痛和急性心肌梗死，但也有学者认为，胸痹心痛专指心绞痛。鉴于心绞痛的发病率逐年上升，严重危害人们的身体健康，因而李锡光教授致力于此病的研究，不仅探索出本病的发病规律，而且总结出辨治规律，提出了独到的理论见解和治疗方法。

## 一、病因病机

### 1. 气虚或气阴两虚夹瘀

李锡光教授认为，胸痹心痛每见本虚标实，虚实夹杂。本虚以气虚或气阴两虚为主，标实以血瘀为多见。胸痹心痛是较长时间的气虚血瘀的病理过程，患者可以有较长时间处于稳定状态中而无临床症状，但一旦发生严重的气血失调时即可再次出现阵发性胸痹心痛。所以，痛与不痛之间只是气血失调演变的不同程度而已。这就说明了在某一类型冠心病如隐匿型冠心病和稳定型心绞痛的某一阶段虽有内在病理变化但无临床表现，是因为气虚血瘀的病理变化处于相对稳定的状态中，但其基本的病理因素贯穿疾病始终。因此，胸痹心痛的治疗要抓住气虚这个根本，虽有血瘀病机，活血化瘀药当属必用，但补气之法终不可废。李锡光教授临证时将胸痹心痛分为气虚血瘀和气阴（血）两虚夹血瘀两个证型，因而立益气活血和益气养阴（血）、活血通脉两法，自拟养心通脉饮治疗。

2. 痰瘀同病

李锡光教授非常重视气血痰瘀的调治，在治疗冠心病多年有所心得的基础上，提出了气血痰瘀理论。他认为，津液停聚而为痰，血液滞涩则成瘀。津液与血液，二者同源。津液行于脉外，血液行于脉中，津液渗于脉中则成血，血乃营气合津液而成，此谓"津血同源"。从痰瘀成分来看，津、血为阴类，不能自行，须赖阳气推动而布散周身，得其正则为人体正气的组成部分，失其常则为内生之邪，故痰瘀之生成均在于气。从痰瘀成因来看，气为血帅，血为气母，血在脉中运行，有赖于气之率领和推动，维持气机的正常功能又要靠血的滋润和濡养，若两者功能失调，则可产生痰瘀。例如，气虚无力化津，水湿运行阻滞，则结成痰浊，痰浊阻滞气机或气虚运血无力，血行受阻，停而为瘀。反之，痰瘀的形成又会阻碍气机的运行，故气血痰瘀之间既相互影响，又相互联系，共同导致胸痹心痛的发生。

李锡光教授认为，胸痹心痛的本虚主要为心气或心之气阴两虚，标实主要为瘀与痰。因心主血脉，赖心气以推动，故气虚是主要方面，结合南方地区气候潮湿，脾土易受湿困而聚湿生痰的特点，他认为，南方冠心病患者虽以气虚血瘀为多见，但痰瘀同病亦不少见，应重视气虚痰瘀在本病中的关键作用，故临证主张益气化痰祛瘀，常在养心通脉饮中加入温胆汤，痰瘀同治。

3.心脉绌急

近年来，李锡光教授还提出了心脉绌急致胸痹心痛的理论。李锡光教授认为，胸痹心痛的发生，除了心脉痹阻这一病机外，心脉绌急这一病理因素亦不应忽视。古人早就认识了冠状动脉的形态结构，并由此总结出胸痹心痛的病因病机。《灵枢·邪客》曰："心者，五脏六腑之大主也……故诸邪之在心者，皆在于心之包络。包络者，心主之脉也。"《医学正传》进一步指出："其心胞络实乃裹心之膜，包于心外，故曰心包络。""心主之脉""心包络"，指的是冠状动脉。《诸病源候论》曰："心脉微急，为心痛引背。""急"有拘急之意，"心脉微急"意为心脉痉挛拘急。综上所述，心脉绌急指的是西医学中的冠状动脉痉挛。

《素问·举痛论》曰："寒气客于脉外则脉寒，脉寒则缩踡，缩踡则脉绌急，绌急则外引小络，故卒然而痛，得炅则痛立止；因重中于寒，则痛久矣。"这里所指的寒邪，包括外寒和素体阳虚，阴寒内生两个方面。"缩踡"即收缩不伸之意，"绌"为屈曲之意，"急"即拘急，"绌急"意为屈曲拘急。"缩踡""绌急"均有痉挛的意思。这就阐述了寒邪袭人，心脉绌急不通或心失所养，因而发为胸痹心痛的机理。盖"寒性收引"，寒邪客于心脉时，则导致心脉绌急不通，"不通则痛"，发为胸痹心痛；又因心脉绌急，气血运行不畅，使心脉失养，"不荣则痛"，亦发为胸痹心痛。

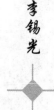

临床所见，这类患者常表现为周期性定时发作，较固定地发生在半夜、凌晨的某一个时辰，而白天较少发作，正如《素问·脏气法时论》所云："心病者，日中慧，夜半甚，平旦静。"

情志内伤亦可导致心脉细急，如《灵枢·口问》曰："忧思则心系急，心系急则气道约，约则不利。""心系"指心脏的维系结构，实指出入心脏的大血管，"急"为拘急之意。因此，忧伤思虑过度可致心脉细急，引发胸痹心痛。

上述心脉细急的病因病机也得到了西医学的证实，研究表明，冷刺激可导致去甲肾上腺素和肾上腺素的释放，引发冠状动脉痉挛而导致心绞痛、急性心肌梗死发作；精神过度兴奋、忧伤或愤怒而诱发者，这是因为精神刺激使交感神经兴奋性增高，引起冠状动脉痉挛，诱发心绞痛甚至心肌梗死。

除了变异型心绞痛由于心肌细急而发外，不稳定型心绞痛也有不同程度的心肌细急因素参与。很多年轻的心肌梗死患者也因心肌细急而引发。若为稳定劳力型心绞痛，有以下情况应高度怀疑心肌细急因素的存在：餐后、受寒、情绪激动发生的心绞痛；在晨起穿衣、洗漱、上厕所等轻微体力活动出现的心绞痛，即首次用力心绞痛；步行中出现心绞痛而继续行走可缓解，即走过性心绞痛；体力活动后心电图表现 ST 段抬高而不是压低；不同的运动，心电图表现 ST 段抬高的程度有很大的变化等。

"寒气客于脉外则脉寒，脉寒则缩踡。缩踡则脉细急，细急则外引小络，故卒然而痛，得炅则痛立止"。此句不仅阐述了心脉绌急致胸痹心痛的病因病机，而且还明确了缓解的方法，"得炅则痛立止"。此为芳香温通法治疗心脉绌急所致的胸痹心痛的理论依据。临证时，李锡光教授常选用芳香温通之品，如川芎、白芷、木香、檀香等加减进行治疗，常获良效。现代研究表明，该类药物有解除血管痉挛、增加心肌血流量的作用。

## 二、证治经验

李锡光教授致力于本病的辨证治疗研究数十载，他认为，其病因主要与年迈体虚、劳倦内伤、饮食失调、寒邪侵袭等有关。其病位在心，但与脾、肾关系密切。其病机总属本虚标实，本虚以气虚或气阴两虚为主，标实以瘀血、痰浊、寒凝交互为患。临证多见虚实夹杂，或气虚血瘀，或气阴两虚夹瘀，或痰瘀同病，或气阴两虚。因此，辨证当分清标本虚实，补其不足，泻其有余，用益气养阴、活血化瘀、泄浊化痰、芳香温通等法治疗，严密观察病情，灵活掌握，按虚实之主次缓急而兼顾同治，尤其要重视气虚这个根本，补气之法应贯穿于治疗的全过程。李锡光教授常用自拟方养心通脉饮灵活加减运用，屡起沉疴，活人无数。实验研究表明，该方能提高心肌抗缺血能力，修复损伤的心肌细胞，对缺血心肌具有很好的保护作用，并能通过修复自主神经系统损伤而间接起到抗心律失常的作用。

### （一）治法方药

一般而言，在急性发作期，病程短者，多以标实证为

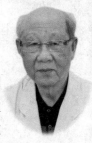

主，标实证中又以血瘀证为多见；缓解期或病程长者，则以本虚证为主，其中又以气虚或气阴两虚为多见。总以益气养阴、活血祛瘀、理气止痛、标本兼治为法，李锡光教授自拟养心通脉饮用于治疗。

组成：红参10g（或党参30g），黄芪20g，麦冬10g，五味子10g，玉竹10g，白芍15g，白术10g，丹参15g，赤芍15g，当归15g，檀香3g（后下），木香3g（后下），桂枝10g，炙甘草10g。

服用方法：水煎服，每日1剂，分两次服用。

方解：方中以红参补气为君药，红参有大补元气、补肺健脾之功，可使肺气、脾气、元气皆充旺，气滞得畅。气行血行，故血瘀亦通，痰浊得化，此即"大气一转，其气乃散"之谓。同时使正气日充而能御邪，又有"扶正祛邪"之义。黄芪补中益气，护卫固表，为补气之要药。黄芪大补脾肺之气，使元气振兴，气旺血行，则胸闷胸痛、气短乏力诸症可逐渐缓解；肺气充旺，则腠理固密，阴液不致外泄，则自汗、盗汗可除。红参与黄芪相伍，则甘温益气之力更强，可谓相得益彰。麦冬有养阴润肺、益胃生津、清心除烦之功。盖肺为肾水之上源，麦冬清金而滋水源，有金水相生之义，可助参芪以补心营之不足。黄芪、麦冬合用，共成益气养阴之功，可加强君药红参之功效，共为方中之臣药。五味子有敛肺滋肾、益气生津、养心敛汗之功。五味子收涩，可敛耗散之气，与红参、黄芪、麦冬合用，有酸甘化阴之义。人参、麦冬、五味子三药合用即生脉散。所谓生脉者，即正气旺盛，则血脉充，微细欲

43

绝之脉得以搏动有力之义。生脉散合黄芪，益气之力更强，有益心复脉的作用。吴崑《医方考》谓："生脉者，以脉得气则充，失气则弱，故名之，东垣云：夏月服生脉散加黄芪、甘草，令人气力涌出。"可见，生脉散、黄芪配伍之妙。玉竹养阴润肺，益胃生津。白芍养血和营，敛阴止汗，柔肝缓急止痛。二药合用，亦可佐助上药之功效。盖脾胃为后天之本，气血生化之源，故方中再加甘温之白术，以健脾益气，滋气血生化之源，使气血充旺，心气自足。瘀阻心脉，胸痹心痛，宜活血祛瘀以通之，故方中再以丹参、赤芍、当归活血祛瘀，通脉止痛，使心脉通，"通则不痛"，心绞痛可去矣。方中木香、檀香、桂枝之用，其义有三：一者，有芳香温通、行气止痛、解痉止痛之功；二者，芳香温通可加强活血祛瘀药的功效；三者，在参芪等大队滋补药中，少佐木香、檀香、桂枝等芳香行气温通之品，使补中有行，可免除滋补药的滋腻重滞，以增强其疗效。以上各药，各司其职，合而用之，能在各个方面佐助君臣诸药之功，共为方中之佐药。甘草益气健脾，调和诸药，功兼方中之佐使。全方共奏益气养阴、活血祛瘀、理气止痛之功，用于气阴两虚、瘀阻心脉证，疗效显著。

临证加减：①痰瘀同病者治当用益气化痰祛瘀法，李锡光教授在冠心病痰瘀相关理论的基础上，针对南方患者多为气虚痰瘀交阻的病理特点，在临证治疗上主张益气化痰祛瘀，常在养心通脉饮中加入温胆汤，以痰瘀同治。②兼见心脉绌急者加用芳香温通法，李锡光教授临证常选速效救心丸等中成药及在养心通脉饮中加入川芎、白芷、延

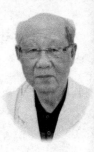

胡索等治疗。

## （二）验案举例

验案 1：凌某，男，80 岁，退休教师，2006 年 3 月 11 日初诊。

反复胸闷、胸痛 1 年，加重 1 周。患者自诉去年开始反复胸闷、胸痛，伴后背部放射痛，安静休息及活动时或情绪激动时均可出现，含服速效救心丸症状可缓解。查心电图示：窦性心律、ST-T 改变，遂诊为冠心病心绞痛，予血脂康胶囊、血塞通片等药治疗。2006 年 1 月 7 日到区人民医院行冠状动脉造影检查，左冠状动脉前降支近端局限狭窄 50%，远端狭窄 50%～60%，予长期服用阿托伐他汀钙片、美托洛尔片、阿司匹林等药治疗，但胸闷、胸痛仍反复发作，因患青光眼不能服用硝酸酯类药物，遂到本院求治于中医。现症见：胸闷、胸痛时作时止，并向肩背部放射，痛甚则汗出，动则尤甚，乏力，纳呆，夜寐差，二便尚调。既往有青光眼病史 5 年。检查：体温 36.7℃，脉搏 68 次 / 分，呼吸 20 次 / 分，血压 90/60mmHg，神清，精神差，消瘦。心界不大，心率 68 次 / 分，律齐，各瓣膜听诊区未闻及杂音，双下肢无水肿。舌质红，苔薄白，脉沉细。心电图示：窦性心律，ST-T 改变。

中医诊断：胸痹心痛（气阴两虚夹瘀）。

西医诊断：不稳定型心绞痛；青光眼。

治则：益气养阴，活血化瘀。

处方：党参 30g，黄芪 20g，麦冬 10g，五味子 10g，玉竹 15g，白术 10g，白芍 10g，赤芍 15g，木香 6g（后下），丹参 15g，檀香 3g（后下），炙甘草 15g。6 剂，水煎服，日 1 剂。

二诊：药后症状稍减，但本周仍于活动后出现胸痛，胸痛发作 1 次，伴乏力、汗出，夜寐欠佳，二便调。舌质红，苔薄白，脉沉细。仍属气阴两虚夹瘀之胸痹证。治法同前，守上方加酸枣仁 15g、首乌藤 15g。6 剂，日 1 剂，水煎服。

三诊：药后无胸闷、胸痛发作，汗出减少，但仍乏力，寐差，纳可，二便调，舌脉同前。守原方 10 剂，水煎服，日 1 剂，以巩固疗效。

按：患者胸闷、胸痛反复发作，痛甚则汗出，动则尤甚，乏力，舌质红，苔薄白，脉沉细。本案属气阴两虚夹瘀之胸痹心痛证，治疗当以益气养阴、活血化瘀为法，方选养心通脉饮加减。

验案 2：李某，男，60 岁，退休工人，2003 年 3 月 20 日初诊。

患者自述左胸闷痛时作，反复 3 年余，活动时为甚，每次发作持续时间 10 分钟左右，发作时立即休息、停止活动，疼痛可缓解。曾在某医院做冠状动脉造影，显示右冠状动脉优势型，左冠状动脉前降支开口处闭塞，回旋支 95% ～ 99% 狭窄。鉴于患者的实际情况，行冠状动脉支架植入有困难，故未做。近期胸闷痛加重，并有心悸、气短、乏力等症状，纳眠尚可，二便调。舌尖边红，苔薄黄，脉沉细，脉律齐。

中医诊断：胸痹心痛（气阴两虚夹瘀）。

西医诊断：不稳定型心绞痛。

治则：益气养阴，活血祛瘀，理气止痛。

处方：党参20g，黄芪20g，麦冬10g，五味子10g，白芍15g，丹参10g，赤芍10g，当归15g，延胡索10g，檀香3g（后下），砂仁10g，红花3g，木香3g（后下），黄柏10g，桃仁10g，炙甘草10g。6剂，水煎服，日1剂。

以上方为主，视病情变化，随症加减，连服半年，胸闷痛、心悸、气短、乏力等症状消失。此后，患者将上方间断服用，病情稳定。随访1年多，胸闷痛等症状未发作。

按：患者胸闷、胸痛反复发作，动则尤甚，乏力，并有心悸、气短、乏力，舌尖边红，苔薄黄，脉沉细，脉律齐。此属气阴两虚夹瘀之证，治疗当以益气养阴、活血祛瘀、理气止痛为法，方选养心通脉饮加味。

验案3：李某，男，67岁，退休干部，2005年6月20日初诊。

胸痛反复发作6年，加重1周。患者自诉6年前开始每于劳累或情绪激动时出现胸闷痛，持续10～15分钟后可自行缓解，每月发作1～2次，发作时伴胸中窒闷不舒，恶心欲吐，但未呕出任何食物，无发热、气紧、头晕、晕厥等。曾在当地医院做心电图检查，提示ST-T改变，诊为冠心病，予口服异山梨酯片、复方丹参滴丸及中药汤剂（具体不详）等治疗，病情仍反复发作。2004年12月曾行冠状动脉造影检查，未发现异常。近1周胸闷痛发作3次，因发作频繁而来求治。现症见：胸闷痛时作时止，倦怠乏力，

李锡光

47

肢体沉重，纳寐可，二便调。既往有高脂血症病史 6 年，不规则服用降脂药（具体不详）治疗。检查：体温 36.2℃，脉搏 62 次 / 分，呼吸 20 次 / 分，血压 130/84mmHg，神清，精神差，形体肥胖。心率 62 次 / 分，律齐，各瓣膜听诊区未闻及杂音。舌质暗淡，苔白腻，脉滑。心电图示：窦性心律，ST-T 改变。

中医诊断：胸痹心痛（痰瘀交阻）。

西医诊断：不稳定型心绞痛。

治则：益气化痰祛瘀。

处方：党参 20g，黄芪 15g，麦冬 10g，五味子 9g，陈皮 10g，法半夏 10g，茯苓 10g，枳实 10g，竹茹 6g，丹参 15g，赤芍 10g，当归 10g，砂仁 10g（后下），木香 6g（后下），甘草 10g。6 剂，水煎服，日 1 剂。

二诊：药后症状稍减，但仍于活动后发作 1 次，伴乏力、汗出，倦怠乏力，肢体沉重，纳可，夜寐欠佳，二便调。舌质暗淡，苔白腻，脉滑。仍属痰瘀交阻之胸痹心痛。因痰属湿邪，其性缠绵，不能速效，故仍宗上法治疗，守上方加白术 15g。因脾为生痰之源，上方加白术乃宗四君子汤之意，以健脾化痰。6 剂，水煎服，日 1 剂。

三诊：无胸闷痛发作，汗出减少，但仍乏力，肢体沉重，纳寐可，二便调。舌质暗淡，白腻苔稍减退，脉滑。证治同前，前方有效。守原方 10 剂，日 1 剂，水煎服，以巩固疗效。

后记：患者宗上法调治 2 月余，诸症渐消。

按：患者胸闷痛伴倦怠乏力，肢体沉重，既往有高脂血症病史，舌质暗淡，苔白腻，脉滑，属痰瘀交阻证。治当益气化痰祛瘀，以健脾益气为主，佐以化痰祛瘀，在养心通脉饮中加入温胆汤，以痰瘀同治。

验案4：李某，男，59岁，退休干部，2004年2月13日初诊。

胸痛反复发作2年，加重2个月。患者自诉胸痛反复发作2年，多于气候骤冷或不慎受凉后发作，呈绞痛，并向左肩背放射，每次发作持续10分钟左右，伴形体寒冷、冷汗自出、面色苍白等，无心悸、气喘、晕厥等，无双下肢浮肿。曾在当地医院多次诊为冠心病（心绞痛），予口服速效救心丸、复方丹参滴丸、异山梨酯片等药治疗，症状时轻时重，多于冬季病情加重。近2个月来，因气候寒冷，上症发作次数增多，遂来求治。既往体健。检查：体温36.5℃，脉搏60次/分，呼吸20次/分，血压120/70mmHg，神清，精神尚可。心率60次/分，律齐，各瓣膜听诊区未闻及杂音，双下肢无浮肿。舌质紫暗，苔薄白，脉沉细。心电图示：窦性心律，ST-T改变。

中医诊断：胸痹心痛（心脉绌急）。

西医诊断：不稳定型心绞痛。

治则：益气养阴，芳香温通。

处方：党参30g，黄芪15g，麦冬10g，五味子10g，玉竹10g，白芍15g，白术10g，丹参15g，木香6g（后下），桂枝10g，檀香3g（后下），川芎15g，白芷10g，延胡索10g，炙甘草10g。6剂，水煎服，日1剂。

二诊：胸痛程度大减，发作次数减少。舌质紫暗，苔

李锡光

薄白，脉弦细。前方显效，继进 10 剂，以巩固疗效。

按：本案患者胸部绞痛多于气候骤冷或不慎受凉后发作，伴冷汗自出，形体寒冷，面色苍白，舌质紫暗，苔薄白，脉沉细。此属心脉绌急证，治当益气养阴，芳香温通，故在养心通脉饮中加入川芎、白芷、延胡索等治疗。

# 急性心肌梗死

中医古籍中并无急性心肌梗死的病名，根据其临床表现，可归属于中医学"真心痛""厥心痛"等范畴。《素问·脏气法时论》曰："心病者，胸中痛，胁支满，胁下痛，膺背肩胛间痛，两臂内痛。"《灵枢·厥论》曰："真心痛，手足青至节，心痛甚，旦发夕死，夕发旦死。"

## 一、病因病机

李锡光教授认为，本病与年高体虚、饮食不节、情志失调、劳累过度、寒邪内侵等有关，基本病机为脏腑亏虚、心之气血阴阳不足，痰浊、瘀血、寒邪阻塞心脉而为病，病位在心。心之气血阴阳亏虚为本，其中以心气虚为主；瘀血、痰浊、寒邪阻塞心脉为标，其中又以瘀血为主。本病多见于 40 岁以上者，此际人体气血阴阳皆存在不同程度的亏损，所谓"年四十，而阴气自半也"，故心气（阳）、心阴（血）不足，尤以心气不足为主。心之阴阳气血不足，与瘀血的产生有密切关系。盖气为血之帅，气行则血行，

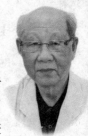

阳气不足则无力推送血液，气虚则血瘀；阴血不足，血行亦不利，古人有云："阳虚者血必凝，阴虚者血必滞。"因此，急性心肌梗死的证候多表现为气虚血瘀或气阴两虚兼血瘀之证。另外，李锡光教授认为，心脉绌急也是急性心肌梗死发病的重要病机之一，不可忽视。

## 二、证治经验

李锡光教授认为，应辨证与辨病相结合治疗急性心肌梗死。本病以瘀阻心脉为其根本，但变证较多，症状复杂，不能一味尽用活血化瘀药，应辨证论治，或回阳救逆，或养阴生脉，或化痰开窍，或急下阳明。对西医学的病理，既要参考，又不拘泥。治疗本病，特别是抢救危笃的患者时，中西医应紧密合作，互补长短，同时要认识到中医治疗本病效果很好，要发掘和汲取古今经验。速效救心丸、麝香保心丸、复方丹参滴丸已广泛应用于临床，活血化瘀的注射剂，其止痛、扩张血管的作用已为临床实践所证实，四逆汤、生脉饮、参附注射液等救治休克也可见较好的疗效。

急性心肌梗死在急性期应根据病情首先采用介入治疗或药物溶栓治疗，以急则治其标，缓解后则以中医药治其本。一般来说，缓解期治疗宜标本兼顾，通补兼施，按辨证或以补为主，或以通为主，灵活运用。若辨证得当，施治得法，都能收到较好的治疗效果。

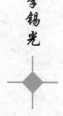

李锡光

## （一）治法方药

### 1. 益气活血祛瘀或益气养阴、活血祛瘀法

急性心肌梗死的主要病机为心脉瘀阻，或／和心脉绌急，其病位在心，但与肝、脾、肾三脏功能失调，气血阴阳亏虚有关，其病理变化主要为本虚标实、虚实夹杂。治疗时常用益气活血祛瘀法或益气养阴、活血祛瘀法。由于本病为本虚标实之证，又以气虚血瘀或气阴两虚夹瘀为多见，故常用中药注射剂生脉注射液、丹参注射液静脉滴注，共成益气养阴、活血祛瘀之功。内服基本方为养心通脉饮，如病情重，有并发症，可合用西药。

还应强调的是，急性心肌梗死是一个较长时间的气虚血瘀的病理过程，病情缓解后，虽可较长时间处于稳定状态之中，但仍可再次出现严重的气血失调而发病。所以，本病的痛与不痛只是气血失调演变的不同阶段，治疗本病要抓住本虚这个根本，虽有血瘀之病机，活血祛瘀之药当属必用，但补气之法终不可废。

### 2. 补益阳气，温振心阳

本法适用于急性心肌梗死之心阳不振证，症见心悸而痛，胸闷气短，自汗，动则更甚，神倦畏寒，面色㿠白，四肢欠温，舌质淡胖，苔白或腻，脉沉细迟。方用参附汤合桂枝甘草汤。方中人参、附子大补元气，温补真阳；桂枝、甘草温阳化气，振奋心阳。两方共奏补益阳气、温振心阳之功。

若心肾阳虚，可合肾气丸治疗，以附子、桂枝（或肉

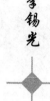

桂）补水中之火，用六味地黄丸壮水之主，从阴引阳，合为温补肾阳之剂，温补心肾而消阴翳。

若心肾阳虚兼见水饮上凌心肺，症见水肿、喘促、心悸，可用真武汤。方中以附子补肾阳而驱寒邪，与白芍合用，能入阴破结，敛阴和阳；茯苓、白术健脾利水；生姜温散水气，与诸药合用，温肾阳而化寒饮。此时还可用参附注射液静脉滴注。若心肾阳虚，虚阳欲脱厥逆者，用四逆加人参汤温阳益气，回阳救逆。

若见大汗淋漓、脉微欲绝等亡阳证，应用参附龙牡汤，并用大剂山茱萸（本品微温不燥，既能补阳，又能补阴，且有收敛固脱之功），以温阳益气固脱；更可用大剂参附注射液静滴以温阳益气固脱。

3. 滋阴清热，活血养心

本法适用于急性心肌梗死之心阴亏虚证，症见心胸疼痛时作，或灼痛，心悸怔忡，五心烦热，口干，盗汗，颜面潮热，舌红少津，苔薄或剥，脉细数或结代。方用天王补心丹以滋阴清热，活血养心。方中生地黄、玄参、天冬、麦冬滋水养阴而泻虚火；人参、茯苓补益心气，寓从阳引阴之意；柏子仁、酸枣仁、五味子、远志养心安神，化阴敛汗；丹参、当归养心活血而通心脉；桔梗为引经之品。本方能使心阴复，虚火平，血脉利，则心胸灼痛得解。（注：原方有朱砂，其主要成分为硫化汞，有毒，遇火析出水银，更毒，故此药不宜多服用，以免汞中毒）

若阴不敛阳，虚火内扰心神，心烦不寐，舌尖红少津，可用酸枣仁汤清热除烦安神；若不效，再予黄连阿胶汤，

53

滋阴清火，宁心安神。

若阴虚导致阴阳气血失和，心悸怔忡症状明显，脉结代，用炙甘草汤。方中重用炙甘草、生地黄，配以阿胶、麦冬、火麻仁滋阴补血，以养心阴；人参、大枣补气益胃，滋脉之本源；桂枝、生姜以行心阳。诸药同用，使阴血得充，阴阳调和，心脉通畅。

若心肾阴虚，兼见头晕，耳鸣，口干，烦热，心悸不宁，腰膝酸软，用左归饮补益肾阴。

若阴虚阳亢，风阳上扰，加珍珠母、石决明等重镇潜阳之品，或用羚角钩藤汤加减。

4.祛寒活血，宣痹通阳

本法适用于急性心肌梗死之寒凝心脉证，症见猝然心痛，形寒，手足不温，冷汗自出，心悸气短，或心痛彻背，舌苔薄白，脉沉紧，多因气候骤冷致心脉绌急而发病。治疗时以祛寒活血、宣痹通阳为法，方用当归四逆汤。方中以桂枝、细辛温散寒邪，通阳止痛；当归、白芍养血活血，白芍与甘草相配，有缓急止痛而缓心脉绌急之功；通草入经通脉；大枣养脾和营。全方共成祛寒活血、通阳止痛之功。寒邪易侵袭阳虚之人，耗伤阳气，而阳虚又易感受外寒，产生阴寒之邪，故寒凝心脉时临床常伴阳虚之象，宜配合温阳益气之品，如人参、附子、淫羊藿等，以温阳散寒，不可一味辛散寒邪，以免更伤阳气。

5.理气活血，通脉止痛

本法适用于急性心肌梗死之气滞血瘀证，症见胸闷心痛，痛有定处，或胸痛彻背，两胁胀痛，舌苔薄，舌质紫

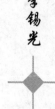

暗或有瘀点，舌下脉瘀滞，脉弦细涩或结代。其治疗以理气活血、通脉止痛为法。方用血府逐瘀汤合失笑散加减，有肝郁者合逍遥散。药用当归、红花、桃仁、赤芍、枳壳、柴胡、川芎、郁金、生蒲黄等。（注：失笑散原方中有五灵脂，现多已废弃不用。一者因药材来源复杂；二者因属动物粪便，不符合现代卫生条件要求）

6. 通阳泄浊，豁痰开结

本法适用于急性心肌梗死之痰浊闭阻证，症见胸闷重而心痛轻微，肥胖体沉，气短动则尤甚，遇阴雨天易发作或加重，伴有倦怠乏力，纳呆便溏，口黏，恶心，咳吐痰涎，苔白腻或白滑，脉滑。方用瓜蒌薤白半夏汤加味。方中以瓜蒌、薤白化痰通阳，行气止痛；半夏合厚朴、枳实，行气滞而破痰结；加桂枝以温阳化气通脉；配茯苓、甘草，健脾利水化饮；用干姜、细辛以温阳化饮，散寒止痛。全方共奏通阳化饮、泄浊化痰、散结止痛之功效。临证时还可酌情选用天竺黄、制南星、制半夏、竹茹、苍术、莱菔子、浙贝母等化痰逐饮的药物；且"脾为生痰之源"，处方时应加健脾祛湿之品。

7. 活血祛瘀，通脉止痛

本法适用于急性心肌梗死之瘀血痹阻证，症见心胸疼痛较甚，痛有定处，或见心痛彻背，或痛引肩背，舌质暗红或紫暗，或有瘀斑，舌下脉瘀滞（舌下瘀筋），苔薄，脉弦涩或结或代。方用血府逐瘀汤。本方以当归、川芎、桃仁、红花、赤芍活血祛瘀而通脉；柴胡、桔梗与枳壳、牛膝配伍，一升一降，调畅气机，行气活血；生地黄一味，

李锡光

《神农本草经》谓其能"逐血痹",《本草求真》谓其有"凉血消瘀"之功。诸药共成活血祛瘀、通脉止痛之剂。然本病多属本虚标实之证,虽有瘀血证候,破血之品亦宜慎用,且不可久用、多用,以免耗伤正气;亦须防破血药物(如水蛭等)所致之出血。当兼有气短乏力,自汗,脉细缓或结代时,为气虚血瘀之象,此时又当以益气活血为治,可用人参养营汤合桃红四物汤加减,重用人参、黄芪等益气之品。

8. 应用中药应注意的问题

中药应用应注意的问题是要改变那种"中药安全、无任何毒副作用"的不正确理念,中医药工作者应认真对待中药的毒性问题,以造福于患者。

(1)冰片不宜久服,有溃疡病者宜慎用。冰片作为芳香止痛药,已被广泛配伍于众多的治疗冠心病的中成药中。心绞痛发作时,冰片确有芳香止痛的效果,起到了"急则治其标"的作用,然而冰片(包括含冰片的中成药)不应长期服用,久服则耗气伤阴,应遵照"中病即止"的治病原则。对于有胃病史的患者,因冰片对胃的刺激可加剧胃病的发作,过多地服用冰片可能发生溃疡病出血,故溃疡病者应慎用。冰片对溃疡病术后的残留胃刺激更甚,尤应慎用。

(2)含有马兜铃酸的中药不宜久服。马兜铃科植物,如马兜铃、青木香、广防己、汉防己、关木通、杜衡、寻骨风、通城虎、细辛等,其中大多含有马兜铃酸。现已知马兜铃酸对肾脏有毒性作用。这类药物的毒性主要是对肾间质的损害，导致肾脏硬化、缩小、逐渐失去肾功能，严重者还会因肾功能衰竭而死亡。这类药物所致的肾功能衰竭是不可逆的。因此，患者不宜长期（1个月以上）应用含马兜铃酸的中药，包括含有这些中药的中成药，只宜做临时止痛治标之用；对已有肾功能不全的患者来说，此类药不应服用。

（3）不宜应用重金属药物。急性心肌梗死的形成及其缓解都是一个较长的过程，绝非短期内就可获得理想的治疗效果，往往需长期药物调治。因此，要避免重金属药的应用。所谓重金属，通常是指比重在5以上的金属，如铬、镉、铜、铅、银、金、汞等。含汞的中成药较多，长期服用会致汞中毒，对肝肾功能可造成损害，故要避免使用。

### （二）验案举例

验案1：梁某，女，63岁，退休干部。

患者在1996年体检中发现血糖升高，伴有口渴多饮、消瘦，诊断为2型糖尿病，不规则服用降糖药物，未检测血糖。2001年开始经常心前区绞痛。此次入院前1日下午饱餐后胸部疼痛如绞，曾服用复方丹参滴丸等药，症状稍有缓解，次日上午阵发性绞痛加剧，伴呕吐、便秘，急诊以"胸痛查因"入院。检查：体温38℃，脉搏72次/分，血压160/100mmHg，精神差，舌质偏红，苔白稍厚，脉细无力。心浊音界向左下扩大，心率72次/分，心尖区可闻及Ⅱ级收缩期杂音。心电图示：急性下壁心肌梗死。血清肌钙蛋白阳性。

中医诊断：真心痛（气阴两虚夹瘀）。

西医诊断：急性下壁心肌梗死。

治则：益气养阴，活血祛瘀。

方药：①予静脉滴注生脉注射液、丹参注射液。②内服以养心通脉饮加减。红参10g（另煎代茶），黄芪20g，麦冬10g，五味子10g，玉竹10g，白芍15g，白术10g，丹参15g，川芎15g，当归15g，檀香3g（后下），木香3g（后下），炙甘草10g。7剂，水煎服，日1剂。

二诊：4天后精神好转，服药7剂，心绞痛未发作。心电图示：Q波加深，ST、Ⅱ、Ⅲ、AVF接近基线，T波倒置变浅，符合急性心肌梗死演变。原方不变，继服7剂。

三诊：2周后偶有胸闷憋气，指末不温，脉细无力，苔厚腻虽化，舌质仍偏红。属于气阴两虚之证，宜益气养阴，化瘀通络。上方加石斛15g、桂枝6g、生地黄15g、益母草10g。药后症状消失，原方继服以巩固治疗，出院。

按：李锡光教授认为，心肌缺血坏死与气滞血瘀的理论是相吻合的。方中丹参、川芎均有祛瘀生新之功，川芎为血中之气药，走手足厥阴二经，能增强活血之效。心肌梗死患者在进入恢复期时，往往表现为阴损及阳的阴阳失衡状态，故后期多以益气温阳的方法来调治，通常以生脉散为主方进行加减治疗。方中红参大补元气；麦冬除滋养心营之外，尚有兼清胃热之功；五味子为收敛之品。一补、一清、一敛恰到好处。桂枝一药，温经通阳有独特之功，配生地黄滋养心液，又可免除桂枝之温燥。

验案2：胡某，女，75岁，2006年4月17日初诊。

心前区绞痛突然发作持续 1 小时，伴头晕，随即昏厥，面色苍白，冷汗湿衣，四肢厥冷，小便自遗。舌质淡，苔薄白，脉细欲绝。血压 70/60mmHg。心电图示：急性广泛前壁心肌梗死。

中医诊断：真心痛。

西医诊断：急性广泛前壁心肌梗死。

治则：回阳救逆，活血通脉。

方药：①予静脉滴注参附注射液、丹参注射液，配合西药共同抢救。②内服方以参附龙牡汤加减。

红参15g（另煎代茶），熟附片10g（先煎），山茱萸18g，煅龙骨30g，煅牡蛎30g，当归18g，丹参15g，赤芍10g，炙甘草10g。2 剂，水煎服，日 1 剂。

4月19日二诊：胸痛已除，血压未稳定，汗出减少，四肢转温，胃脘痞满不舒，脉细，舌质暗，苔灰腻。患者高龄，心阳心气两亏，痰瘀痹阻，再以温通心阳之法化痰瘀。

处方：红参15g（另煎代茶），熟附片10g（先煎），山茱萸18g，川厚朴6g，枳实15g，制半夏9g，当归18g，丹参15g，焦山楂9g，焦神曲9g。4 剂，水煎服，日 1 剂。

4月23日三诊：昨日起血压已稳定，汗止，四肢转温，胸痛已瘥，苔薄腻带灰，脉小滑。患者心阳渐复，痰瘀稍化，再拟扶正活血祛痰。

处方：红参15g（另煎代茶），熟附片10g（先煎），炒当归15g，山茱萸30g，丹参15g，茯苓9g，制半夏9g，枳壳9g，焦山楂9g，焦神曲9g。3 剂，水煎服，日 1 剂。

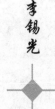

59

4月26日四诊：口干咽痛，虚烦不得眠，舌红脉细。心电图示：急性广泛前壁心肌梗死恢复期。此为阳损及阴，心脏阴阳两亏，拟养心安神，佐以活血化瘀。

处方：党参15g，麦冬15g，五味子6g，丹参15g，当归15g，赤芍15g，茯苓9g，酸枣仁9g，浮小麦30g，炙甘草6g。稍加减服10余剂。

5月6日五诊：左胸稍闷无痛，寐安，纳增，二便如常，舌转稍红，脉细。心脏损伤渐复，血行仍未通畅，再拟益气养阴，活血化瘀。

处方：党参20g，黄芪15g，麦冬10g，五味子10g，玉竹10g，白芍15g，白术10g，丹参15g，赤芍15，当归15g，木香3g（后下），炙甘草10g。上方加减20余剂出院。

按：本案为心阳不振，血行失畅，心脉瘀阻，心阳暴脱重证，危在旦夕，急予参附注射液静滴及参附龙牡汤回阳救逆，加山茱萸以增加其固脱之力，好转后以气阴双补收功。曾加用多巴胺、毛花苷C等西药抢救，住院36天，出院时症状全部消失，心电图示陈旧性心肌梗死。

验案3：贾某，男，51岁，工人，2005年5月26日初诊。

自述近1年来经常胸闷气短，心悸，阵发性心前区疼痛，纳呆恶心，体倦乏力。经某医院检查，确诊为冠心病稳定型心绞痛，不规则服用中西药物（具体用药不详）。近日心前区疼痛加剧，伴头晕，全身倦怠乏力，行走不及百步，恶心纳呆，口干而黏，不欲饮。舌胖苔白腻，脉沉迟。心电图示：急性下壁心肌梗死。

中医诊断：真心痛（痰浊阻滞）。

西医诊断：急性下壁心肌梗死。

治则：通阳泄浊。

方药：瓜蒌薤白半夏汤加味。

瓜蒌 9g，薤白 6g，制半夏 9g，茯苓 12g，枳实 9g，厚朴 12g，石菖蒲 12g，桂枝 6g，郁金 9g，干姜 6g，甘草6g。5 剂，水煎服，日 1 剂。

6 月 1 日二诊：药后纳谷见增，头晕、恶心、胸闷等症状均见好转，但仍心悸乏力，口中黏腻，饮食乏味。既见小效，守方不更。

6 月 6 日三诊：自述诸症均见好转，胸闷、头晕、恶心基本消失。心电图显示急性下壁心肌梗死恢复期。遂以原方加党参 30g、白术 15g、生山药 15g，以健脾固本。

6 月 12 日四诊：诸症消失，精神见充，体力增强，已不需人扶，可单独行走。原方再进 6 剂，以巩固疗效。

按：本案属脾虚湿盛，痰浊痹阻心脉。治疗先用瓜蒌薤白半夏汤加味通阳泄浊、豁痰开结治其标，再以四君子汤加味，益气宁心，健脾利湿治其本。治疗时把握不同时期的不同病情，针对不同阶段的主要矛盾，区分标本缓急，用药有的放矢，故疗效既著且速，充分体现了依证为凭、知常达变的辨证原则。

# 冠心病介入治疗术后心绞痛

李锡光教授认为，衷中参西，融会新知，将西医学中的定量定性可检测参数融入辨证之中，是延伸中医学术思想，扩大与西医专家交流的必要手段。一个好的中医大夫，不但要有纯熟的辨证论证技巧，还要了解西医的进展、优势及缺陷，从而找到中医的优势及临床应用切入点。冠心病介入治疗（PCI）已经发展得非常成熟，对提高疗效起到很大作用。李锡光教授认为，中医医生也应该懂得和熟悉介入技术，并以此为契机促进中医药的发展。

## 一、病因病机

冠心病的介入治疗是一种局部性治疗，仅属于冠心病整体治疗环节中的一部分。虽然介入治疗常能起到立竿见影的效果，使得患者胸痛消失，心衰明显改善，心律失常得到控制，起到"急则治其标"的作用，但是介入治疗毕竟不属于冠心病的根本治疗方法，其治疗目的是缓解和消除症状。就中医理论而言，其局部治疗后虽症状改善，但属治标范畴，介入治疗不可能改变冠心病患者气虚血瘀的疾病本质，故术后不少患者胸闷心悸、气短乏力、动则气喘等气虚血瘀的证候仍然可能存在，此时应再配合中医药辨证论治以治其本，即所谓"缓则治其本"。通过大量临证，李锡光教授发现，患者PCI术前多有胸痛、痛有定处，舌暗，或舌边瘀点，脉弦或涩的血瘀证候，术后患者胸痛症状明显缓解，甚至消失，而此时临证多表现为精神不振、纳差、乏力、呕吐、恶心、舌淡暗、脉虚等本虚症状。结合PCI术可以直达病变，开通闭塞之经络的特点，李锡光教授提出，冠心病介入治疗技术可归属于中医祛邪治法，

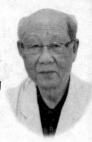

有活血破瘀之功效。患者术后以本虚为主，加之 PCI 术的"破血"作用，易耗伤正气，故本虚症状较前还可能加重，正气不足，邪必所凑，气血不能调和，则瘀血、痰浊内生，还可再次痹阻心脉，发生胸痛。

根据临床表现，冠心病介入治疗术后心绞痛仍然属于中医学"胸痹""心痛""真心痛"的范畴。从上述可知，其因于宿瘀未解，机械损伤更致新的瘀血形成，气虚血瘀是冠心病介入治疗术后心绞痛的主要病机。本病的病位在心，是一种本虚标实、虚实夹杂的疾病。

## 二、证治经验

### （一）治法方药

冠心病介入治疗术后心绞痛的病机特点是本虚为主，兼有标实，治疗应以扶正为主，祛邪为辅。扶正即补心、脾、肾三脏之正气，临证时需观察以何脏虚损为主，补心气以党参、黄芪为主，心气虚重者可用红参；补脾气用四君子汤；补肾气则以淫羊藿为主；大补元气则应重用人参、黄芪；祛邪应少佐活血、化痰、行气之品，如丹参、川芎、赤芍、当归、陈皮、半夏、枳壳、延胡索等，使正气渐胜，而邪气渐祛。对于气虚或气阴两虚夹瘀型患者，可用养心通脉饮；对于气虚痰瘀型患者，可用养心通脉饮合温胆汤加减。

### （二）验案举例

验案 1：丁某，女，55 岁，干部，2004 年 1 月 21 日

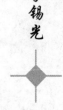

李锡光

初诊。

胸闷痛反复发作 4 年，加重 1 年。患者 2000 年 6 月 3 日于活动中突然出现胸部剧烈疼痛，伴汗出、肢冷、面色苍白，即到广西医科大学第一附属医院急诊，查心电图，确诊为冠心病，急性前壁、下壁心肌梗死，经药物治疗后好转。2000 年 8 月行冠状动脉造影及支架植入术，术后长期服用培哚普利片、阿司匹林肠溶片、美托洛尔片、阿托伐他汀钙片等药，病情稳定。近 1 年来胸闷痛反复发作加重，尤于快步行走时多见，持续 5 ～ 10 分钟，经休息或含服硝酸甘油后可缓解，发作时伴汗出、肢冷、乏力，夜寐欠佳，纳可，大便烂，日行 3 次。腹部脐周隐痛，无呕吐、心悸、气喘、夜间阵发性呼吸困难及下肢浮肿等。既往有 2 型糖尿病病史 11 年，自服盐酸二甲双胍片治疗，空腹血糖正常，餐后 2 小时血糖 8 ～ 10mmol/L 之间。尿蛋白阴性，肾功能正常。检查：体温 36.2℃，脉搏 60 次 / 分，呼吸 20 次 / 分，血压 120/70mmHg，神清，精神好。叩诊心界不扩大，心率 60 次 / 分，律齐，各瓣膜听诊区未闻及杂音。舌质暗红，苔薄白，脉沉细律齐。心电图示：窦性心律，ST-T 改变。

中医诊断：胸痹心痛（气阴两虚夹瘀）。

西医诊断：冠心病；2 型糖尿病。

治则：益气养阴，活血化瘀。

处方：党参 30g，黄芪 20g，麦冬 10g，五味子 10g，玉竹 10g，白芍 15g，白术 10g，丹参 15g，赤芍 15g，当归 15g，檀香 3g（后下），木香 6g（后下），桂枝 10g，炙甘草

10g。6 剂，水煎服，日 1 剂。

二诊：药后症状稍减，但胸痛仍于活动后发作 2 次，伴乏力、汗出，夜寐欠佳，二便调。舌质暗红，苔薄白，脉沉细。证法同前，守上方加酸枣仁 15g、首乌藤 15g。6 剂，水煎服，日 1 剂。

三诊：药后无胸闷痛发作，汗出减少，但仍乏力，夜寐得安，纳可，二便调。舌质暗红，苔薄白，脉沉细律齐。证治同前，前方有效。守原方 10 剂，日 1 剂，水煎服，以巩固疗效。

按：患者胸闷痛反复发作 4 年，虽已行冠状动脉支架植入术，但近 1 年来症状加重，动辄尤甚，伴汗出、乏力、夜寐欠佳，大便烂，舌质暗红，苔薄白，脉沉细，仍属气阴两虚夹瘀之胸痹心痛。冠状动脉支架植入术后的病机特点是本虚为主，兼有标实，治疗应以扶正为主，祛邪为辅，治以益气养阴，活血化瘀，用养心通脉饮奏效。

验案 2：黄某，男，56 岁，干部，2004 年 2 月 25 日初诊。

胸闷痛反复发作 3 年余，劳累后加重 1 个月。患者自述胸闷痛反复发作 3 年余，曾于 2004 年 1 月 9 日突发左胸剧痛伴冷汗出，随即到本市某医院急诊，心电图示急性前壁心肌梗死，立即行急诊 PCI 术，冠脉造影提示前降支有一处 90% 狭窄，血栓负荷较重，于前降支植入药物支架 1 枚，住院半个月，好转出院。出院后规律服药，但 1 个多月后，胸闷痛、心悸、气短等症状又复出现，劳累后加重，且肢体沉重乏力，睡眠欠佳，纳呆，二便正常。舌质暗红，

李锡光

苔黄腻，脉弦滑，脉律齐。

中医诊断：胸痹心痛（痰瘀交阻）。

西医诊断：冠心病。

治则：益气化痰祛瘀。

处方：党参20g，黄芪20g，白术10g，五味子10g，茯苓15g，丹参10g，赤芍10g，当归15g，延胡索10g，檀香3g（后下），砂仁10g，木香3g（后下），陈皮10g，半夏10g，枳实10g，甘草10g。

以上方为主，视病情变化随症加减，连服半年，胸闷痛、心悸、气短、乏力等症状消失。随访半年多，胸闷痛等症状未见发作。多年来，当病者自觉有胸闷痛先兆时，即自行服上方1～2周，每能取效。

按：患者冠状动脉支架植入术后胸闷痛，心悸、气短等症状又复出现，肢体沉重乏力，纳呆，舌质暗红，苔黄腻，脉弦滑，属痰瘀交阻之胸痹，治当益气化痰祛瘀，用养心通脉饮合温胆汤加减奏效。

# 心律失常

心律失常常表现为心慌、心跳、胸闷、气短、头晕、乏力等，属中医学"心悸"的范畴。《黄帝内经》虽无心悸或惊悸、怔忡之病名，但已认识到心悸的病因有宗气外泄、心脉不通、突受惊恐、复感外邪等，并对心悸脉象的变化有深刻认识，指出脉律不齐是本病的表现。心悸的病名，首见于汉代张仲景的《伤寒论》，称之为"心动悸""心下悸""心中悸""惊悸"等，书中认为，其主要病因有惊扰、水饮、虚劳及汗后受邪等，并记载了心悸时表现出的结、代、促脉及其区别，提出了基本治则，以炙甘草汤等为治疗心悸的常用方剂。《丹溪心法》认为，心悸的发病应责之虚与痰。《景岳全书》认为，怔忡由阴虚劳损所致，且"虚微动亦微，虚甚动亦甚"。《医林改错》认为，瘀血内阻可导致心悸怔忡，记载了用血府逐瘀汤每多获效。

## 一、病因病机

### （一）病因

#### 1. 感受外邪

心气素虚，复加风热或温热毒邪外侵，即《素问·痹论》所云："脉痹不已，复感于邪，内舍于心。"邪热涌动气血，心气被扰而致心中悸动、脉来数疾或见釜沸脉。

#### 2. 饮食劳倦

贪食生冷，内伤脾胃，中阳不足，气血运行乏力而见脉迟滞；嗜食肥甘，痰浊内生，或饱食多餐，脾胃受损，使气血运行失畅而见脉结代，心中悸动；痰郁日久化热，痰热扰心，可见促脉；饮食不节，劳倦日久，使脾运失常，气血生化乏源，心失所养而致心中悸动、脉律（率）失常。

#### 3. 情志所伤

心主神志，《灵枢·口问》曰："心者，五脏六腑之主

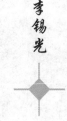

67

也……故悲哀愁忧则心动。"心气素虚，突遇惊恐，使心悸神慌而不能自主，气血逆乱，神明被扰，则可见心动悸，脉结代；情志郁结，肝失疏泄，气郁日久而致气滞血瘀，痹阻心脉，使脉律（率）失常；思虑过度，劳伤心脾，气血两虚，使心失所养而见心悸、脉结代。

### 4. 年老久病

年过半百，肾气渐衰，阴气自半。肾阳虚衰，不能鼓动心阳，气血运行乏力，则脉迟滞，甚或见屋漏绝脉；肾阴亏虚，不能滋养五脏之阴，使心之阴血亦亏，故见脉结、代，心动悸；罹病日久，耗伤气血，心失所养，或久病入络，气滞血瘀，痹阻心脉，均可见脉律（率）失常。

## （二）病机

### 1. 邪气侵袭

心气素虚，外感风热之邪，或冬春季节外感风寒，日久化热，邪热扰乱心神，气血运行失常，则心中悸动、脉来急数。

### 2. 温毒内侵

温热毒邪，极易侵扰脏腑。如素体心气亏虚，复受时令温热毒邪之侵，初起邪客肺卫，继之内传心包，使心气被扰，气血涌动，见心动悸、脉来数疾或见釜沸脉。

### 3. 痰浊阻滞

嗜食肥甘或暴饮暴食，损伤脾胃，水湿不化，聚而为痰，痰浊阻滞心脉，则见心中悸动，眩晕，脉结、代，气短，胸闷憋气。

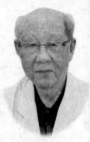

### 4. 心虚胆怯

心主神明，为精神意识活动之中枢。胆主决断，在精神意识思维活动中有参与判断、做出决定的功能。心胆气虚之人，每遇惊吓，则心虚胆怯，心神不能自主，遂脉率加快，心悸不已，如《济生方·惊悸论治》云："夫惊悸者，心虚胆怯之所致也。"

### 5. 心气不足

心主血脉，心气充于脉中，起着推动血液在脉管内循环周流的作用。心气是血液循环的原动力，若素体虚弱，或年老体衰、久病不愈，均可导致心气亏损。心气不足，则脉气虚弱，鼓动无力，可见脉搏迟缓虚弱无力；气行则血行，气虚则血瘀，心气虚则血行不畅，可致心脉瘀阻，则可见脉来艰涩或节律不整；心气来之不均，可使脉来结、代；心气不足，心神失养，则有心悸不安。

### 6. 心血不足

心主血脉，血依赖心气的推动得以正常运行，荣养四肢百骸。同时血液又是心脏功能活动的物质基础，也是精神活动的物质基础。《灵枢·营卫生会》曰："血者，神气也。"《脾胃论》曰："心之神……得血则生。"心血不足，亦损及心气，可影响心脏正常的功能活动和神志活动。由于先天禀赋不足，脏腑虚损；或久病体虚，气虚血亏；或脾胃虚弱，气血生化乏源；或思虑过度，劳伤心脾，都可导致心血不足。心血不足，心失血养，神志不宁，则见脉律（率）不整，心慌怔忡，惊悸不安，面色淡白，精神恍惚，舌淡，脉细小。

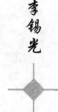

### 7. 气阴两虚

禀赋不足或积劳内伤，渐致元气亏耗，脏腑虚损，或邪热耗伤心之阴血，或失血过多，均可致心之气阴两虚。气虚则运行无力，阴虚则心失所养，故见脉结、代，心中悸动。

### 8. 心脾两虚

久病之后，失于调养，或思虑过度，伤及心脾，均可使气血生化乏源。气血不足，不能养心，而见脉结、代，心中悸。

### 9. 心阳不足

心属火，为阳脏，心阳对维持心脏功能活动起着重要作用。一方面，心阳起着鼓动血液畅行于诸脉的作用；另一方面，心阳又对心神有着鼓动、振奋作用，以维持心神的正常活动。此外，心阳对全身脏腑组织也有一定的温煦作用。心阳不足，多是由于久病不愈，耗伤心阳，或年老体衰，阳气亏少，或阴邪至盛，损伤阳气等因素造成。心阳不足，则鼓动无力，血脉不充，血行不畅，则见脉搏虚弱，迟缓无力，或节律不整，心悸。神志活动失于阳气的鼓动和振奋，则出现精神不振，稍惊则悸动，惊恐不安。

### 10. 心肾阳衰

年老久病或贪恋酒色，日久致肾阳虚衰，肾不主水，水气上逆，则心悸、面浮肢肿。肾阳虚则心脏失于温煦，从而导致心肾阳气俱衰，则见脉来散乱无序，缺乏胃、神、根，并可出现解索、雀啄、鱼翔、虾游等绝脉，甚或阴竭阳脱而见厥脱之证。

**11. 阴虚火旺**

心阴是维持心脏功能活动的物质基础，心阴不但具有濡养心脏的作用，而且还能制约心阳，不使之亢奋，维持心脏阴阳的平衡。心阴不足常伴有虚火旺盛的表现。阴虚火旺可见脉搏细小而数，心悸怔忡、神志不安、失眠多梦等症状。

**12. 血脉瘀阻**

心脉局部脉络瘀阻，气血不通，则可出现心痛、心悸怔忡、脉来艰涩不畅、节律不整、唇舌青紫等表现。

## 二、证治经验

### （一）治法方药

李锡光教授认为，心律失常的中医治疗，不论是从脉象论治，还是从证候论治，都必须结合心电图表现及与之相关疾病的性质而进行辨治，做到脉、证、病合参，这是取效的关键，尤其在危重疾病出现心律失常时更是如此。

脉搏的节律异常为本病的特征性表现，尤其是迟、数、疾、促、结、代等脉象对本病的诊断和预后有着重要的意义。临证时一定要结合心电图检查，以便对病情、预后有更明确的判断。治疗当益气养阴，活血化瘀，以求气血调畅；同时配合应用养心安神、重镇安神之品，促进脏腑功能的恢复，以求邪去正安，心神得宁。李锡光教授常用养心通脉饮合远志、酸枣仁、龙骨、牡蛎、珍珠母等养心安神、重镇安神之品治疗，常获良效。

71

## （二）验案举例

验案1：陈某，男，79岁，2005年4月1日初诊。

心悸、胸闷反复6年。患者自诉于1999年起，稍有活动即心悸、胸闷，休息后缓解，症状逐渐加重，有时心悸、胸闷发作时伴头晕、乏力、视物模糊，无晕厥史。在广西医科大学第一附属医院诊为病态窦房结综合征，建议植入永久性起搏器，但患者拒绝手术。刻下仍反复心悸、胸闷，动则尤甚，时有黑蒙发作，伴头晕、乏力、畏寒、神差、面色㿠白。舌质暗，苔薄白，脉沉迟结。心电图示：窦性心动过缓，窦房传导阻滞，交界性逸搏心律，偶发室性早搏。

中医诊断：心悸（心阳不振）。

西医诊断：病态窦房结综合征。

治则：益气温阳，养心安神。

处方：人参10g，黄芪20g，桂枝10g，山茱萸10g，煅龙骨30g，煅牡蛎30g，当归10g，赤芍10g，川芎10g，炙甘草15g。5剂，水煎服，日1剂。

二诊：服药后头晕、乏力减轻，但活动后仍有心悸、胸闷，纳可，寐差，二便调。舌质暗，苔薄白，脉沉迟结。证治同前，上方加麦冬10g、枸杞子10g。7剂，水煎服，日1剂。

三诊：心悸、胸闷明显减轻，头晕、乏力消失，纳寐可，二便调，舌质淡红，苔薄白，脉沉迟结。守上方再进20剂。

按：心主阳气，心脏赖此阳气维持其生理功能，鼓动血液的运行，心阳不振，心气不足，则无以保持血脉的正常活动，致心失所养，心神失摄，从而发为心悸。治当温补心阳，安神定悸。方中人参、黄芪、桂枝温补心阳；龙骨、牡蛎安神定悸；加山茱萸、麦冬、枸杞子滋阴，则"阳得阴助而生化无穷"。

验案2：周某，女，32岁，干部，2006年2月27日初诊。

患者自诉平素易感冒，10天前感冒后出现心悸不适，多于工作时病情明显加重，无胸闷、胸痛，无夜间阵发性呼吸困难、双下肢水肿，无头晕、黑蒙、昏厥史。曾在外院查心电图示窦性心动过速，诊为急性病毒性心肌炎，口服多种西药（具体不详）治疗，病情无明显好转，遂到本院求治。现症见：心悸不适，活动后加剧，伴乏力，咽痛，口干苦，纳可，寐差，小便黄，大便调，已无发热、恶寒、咳嗽等症状。舌质红，苔薄黄，脉细数。24小时动态心电图示：窦性心律，频发房性早搏，短阵房性心动过速，ST-T改变。心肌酶学：CK 3320U/L，CK-MB 46IU/L。电解质：$K^+$ 3.8mmol/L。血常规正常。

中医诊断：心悸（气阴两虚，余热未清）。

西医诊断：急性病毒性心肌炎。

治则：益气养阴，宁心安神，兼清余热。

处方：党参20g，黄芪15g，麦冬10g，五味子10g，酸枣仁15g，炙甘草15g，生龙骨30g（先煎），生牡蛎30g（先煎），丹参15g，金银花10g，苦参10g。5剂，水煎服，

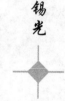

73

日1剂。

二诊：药后咽痛消失，心悸、口干苦、乏力症状减轻，但活动时仍有心悸气短、乏力。舌质红，苔薄白，脉沉细略数。考虑患者感冒后余热未清，心之气阴两伤未复，经治热势稍减，上方去金银花。5剂，水煎服，日1剂。

三诊：心悸、口干苦等症状大减，活动后心悸气短的症状明显减轻。守上方治疗10天，症状消失，复查24小时动态心电图、心肌酶学，已恢复正常。

按：感受风热毒邪，余热未清，邪毒侵心，心体受损，耗气伤津，气阴两伤，心失所养，发为本病。治当益气养阴，宁心安神，兼清余热。方中党参、黄芪、麦冬、五味子益气养阴；酸枣仁、炙甘草、生龙骨、生牡蛎敛心气，安心神；金银花、苦参兼清余热。

验案3：伍某，女，64岁，退休工人，2006年1月9日初诊。

心慌、心跳反复20年，复发4天。患者自诉20年前无明显诱因突然出现心慌、心跳不能自主，伴胸闷、乏力，但无头晕、汗出、黑蒙、昏厥等，5～15分钟可自行缓解，未做诊治。此后每年均有3～5次类似发作，并逐年加重，持续时间延长至10～60分钟不等。2005年曾于广西医科大学求治，经心电图检查，诊为阵发性室上性心动过速，建议行射频消融治疗，但患者拒绝。近4天上症复发，且发作频繁，每天均发作1～2次，持续10～30分钟，休息后可自行缓解，伴乏力、胸闷、纳寐差，二便尚调。舌质红，苔薄白，脉沉细疾。发作时心电图示：阵发性室上性心动过速。缓解后心电图示：窦性心律，预激综合征。

中医诊断：心悸（气阴两虚）。

西医诊断：预激综合征。

治则：益气养阴，养心安神。

处方：党参 20g，黄芪 20g，麦冬 10g，五味子 10g，酸枣仁 15g，丹参 15g，牡丹皮 10g，川芎 10g，赤芍 15g，葛根 15g，甘草 6g，木香 6g（后下），砂仁 10g（后下），首乌藤 15g。

二诊：药后乏力减轻，精神好转，1 周来心慌、心跳发作 2 次，每次持续时间减少至 10 分钟左右。舌质红，苔薄白，脉沉细，未见疾脉。上方加生龙骨 30g（先煎）。6 剂，水煎服，日 1 剂。

三诊：药后症状明显缓解，次数及程度均减轻。舌红，苔薄白，脉弦偶结。继服上药 10 剂，未再复发。

按：方以生脉散加黄芪为主药以益气养阴。酸枣仁、首乌藤养心安神；又思气为血帅，气行则血行，气虚者多伴有血瘀，故加丹参、牡丹皮、川芎、赤芍等活血、养血、凉血之品；再佐木香、砂仁理气健脾。诸药合用，共收益气养阴、养心安神之功。

验案 4：张某，女，56 岁，2006 年 6 月 12 日初诊。

活动后心慌、胸闷，反复发作 10 月余。患者自诉去年 8 月开始于活动后出现心慌、胸闷、乏力，持续 10 分钟至 2 小时不等，发作时自测脉律不齐。在当地医院做心电图检查示：窦性心动过速，频发室性早搏，ST-T 改变。曾服用美托洛尔、通心络胶囊、速效救心丸等治疗，症状无缓解，

李锡光

病情时轻时重，遂来求治。现症见：心慌时作，动则尤甚，乏力，夜寐多梦，时有盗汗，口干欲饮，二便调。舌质红，少津，苔薄白，脉促。心电图示：窦性心动过速，频发室性早搏，ST-T改变。24小时动态心电图示：窦性心律，频发室性早搏，频发房性早搏，ST-T改变。

中医诊断：心悸（阴虚火旺）。

西医诊断：心律失常。

治则：滋阴清火，养心安神。

处方：生地黄15g，玄参10g，麦冬10g，五味子10g，玉竹10g，当归10g，丹参15g，桃仁15g，桔梗10g，炙甘草15g，党参10g，莲子心6g，柏子仁10g，酸枣仁10g。6剂，水煎服，日1剂。

二诊：药后症状稍减，乏力减轻，但仍于活动后出现心悸、胸闷等不适之症，无黑蒙、昏厥等。舌质红，苔薄白，促脉，仍属阴虚火旺之心悸。治法同前，守上方加白术15g、茯苓10g，益气健脾以资气血生化之源；加珍珠母30g以镇惊安神。6剂，水煎服，日1剂。

三诊：活动后心悸、胸闷发作明显减少，5～10分钟即可缓解，纳寐可，二便调。舌质红，苔薄白，脉细，偶有结象。证治同前，守上方再进10剂。

后记：2006年7月30日来电话告知，心悸、胸闷等症状全部消失。在当地医院做24小时动态心电图示：窦性心律，频发室性早搏，偶发房性早搏。病情告愈。

按：肾阴亏虚，水不济火，以致心火亢盛，扰动心神，而成本证。治当滋阴清火，养心安神，方选天王补心丹加减，加党参、白术、茯苓益气健脾以助后天之本，珍珠母以镇惊安神。

验案 5：杨某，男，78 岁，2006 年 2 月 10 日初诊。

患者自诉 9 年来心悸反复发作，多于劳累时出现，持续 10 分钟左右，含服速效救心丸可缓解，伴胸闷、乏力、头晕等。曾多次诊治，予心电图检查，提示窦性心律、频发室性早搏，口服阿替洛尔、养心氏片等药治疗，病情仍常反复，但无明显胸痛、气紧、夜间阵发性呼吸困难、双下肢浮肿等。近 10 天，因劳累后上症再发，含服速效救心丸症状缓解不明显，遂来求治。现症见：心慌、心悸时作时止，伴胸闷，乏力，头晕，畏寒喜温，自汗。舌质淡暗，苔薄白，脉弦细结。心电图示：窦性心动过缓、不齐，频发室性早搏。

中医诊断：心悸（心阳不振，心血瘀阻）。

西医诊断：心律失常。

治则：益气温阳，祛瘀通脉。

处方：黄芪 30g，桂枝 8g，甘草 6g，生龙骨 30g，生牡蛎 30g，桃仁 10g，红花 6g，丹参 10g，赤芍 10g，当归 10g，川芎 10g，淫羊藿 10g。6 剂，水煎服，日 1 剂。

二诊：症状减轻，但活动较多时仍有心慌发作，休息后缓解，善惊易恐，心中惕惕不安。舌质暗，苔薄白，脉弦细结。上方加麦冬 10g、五味子 10g、玉竹 10g，以滋阴助阳。

按：心阳不振，心失温养，则心悸不安；心阳虚衰，鼓动无力，血液运行不畅，心血瘀阻，则胸闷；肢体失于

77

温煦，卫外不固，则畏寒、自汗。治当益气温阳，祛瘀通脉。二诊中加入麦冬、五味子、玉竹滋阴助阳，以"阳得阴助而生化无穷"。

验案6：秦某，女，28岁，2005年4月8日初诊。

感冒后心悸反复发作1个月。患者自述1个月前感冒后开始出现心悸，伴胸闷，头晕，自汗，劳则加重，神疲乏力，少气懒言。舌质暗淡，苔薄白，代脉。本院心电图示窦性心律、频发室性早搏三联律，心肌酶谱、心肌肌钙蛋白正常，心脏彩超正常，诊为心律失常，服肌苷、美托洛尔等药治疗，症状无好转，遂来求治。

中医诊断：心悸（气虚血瘀）。

西医诊断：心律失常。

治则：益气活血，养心安神。

处方：红参10g，黄芪15g，白术10g，茯苓10g，炙甘草15g，丹参15g，赤芍10g，当归10g，川芎10g，五味子10g，酸枣仁15g，木香6g（后下）。6剂，水煎服，日1剂。

二诊：药后症状明显减轻，但活动后仍有心悸不适，多汗，纳可。舌质暗，苔薄白，脉沉细结，代脉消失。上方显效，守上方加浮小麦10g、煅牡蛎30g。6剂，水煎服，日1剂。

三诊：药后症状基本消失，汗出明显减少。舌质暗红，苔薄白，脉沉细，律齐。证治同上，继服上方6剂，隔日1剂，水煎服，以巩固疗效。嘱定期复查心电图。

按：心为神舍，心气不足易致神浮不敛，心神动摇，发为心悸。然气为血帅，心气不足，胸阳不振则运血无力，气血运行失和，血滞心脉，心悸更为加重。治当补益心气，活血化瘀，养心安神。方中红参、黄芪、白术、茯苓益气健脾；丹参、赤芍、川芎、当归活血化瘀；五味子、酸枣仁敛心气，安心神；木香行气，使补而不滞。

验案7：韦某，男，76岁，退休工人，2004年6月16日初诊。

心慌、心跳反复发作5年。患者5年来时有心悸不适，稍有劳累或情绪激动后症状发作明显，每次持续时间从数分钟至数小时不等，发作时自测脉律不齐，伴有乏力、短气，四肢不温，精神差，食欲减退，形寒怕冷，睡眠差，二便尚调。既往有冠心病病史。舌淡嫩，苔薄白，雀啄脉。24小时动态心电图示：窦性心动过缓，频发多源性房性早搏，短阵房性心动过速，ST–T改变。

中医诊断：心悸（心阳不足）。

西医诊断：冠心病。

治则：益气温阳，安神定悸。

处方：桂枝10g，甘草6g，煅龙骨30g，煅牡蛎30g，党参20g，黄芪15g，麦冬10g，五味子10g，酸枣仁15g，川芎10g，赤芍15g，砂仁10g，首乌藤15g。6剂，水煎服，日1剂。

二诊：药后症状明显缓解，次数及程度均减轻。舌淡红，苔薄白，偶见雀啄脉。继服上药10剂，心悸偶有复发，但生活质量已明显改善。

按：心阳不足；心失温养，故悸动不安；胸阳不足，

79

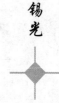

故气短；心阳虚弱，血液运行迟缓，肢体失于温煦，故四肢不温，形寒怕冷，精神差，食欲减退；舌淡嫩，苔薄白，雀啄脉，均为心阳不足，鼓动无力之征。治当益气温阳，安神定悸，方选桂枝甘草龙骨牡蛎汤加味而收功。

验案 8：蒙某，女，69 岁，2002 年 7 月 19 日初诊。

心悸反复发作 13 年，再发 6 小时。患者自诉 13 年前开始反复出现心悸，胸闷，头晕，头胀痛，多次测血压均高于 140/90mmHg，血压最高达 182/106mmHg，平时服用硝苯地平缓释片降压，血压控制欠佳，心悸反复发作。6 小时前无明显诱因下心悸再发，自测血压 180/96mmHg，伴胸闷，头晕，耳鸣，头胀痛，无恶心呕吐、视物旋转，无黑蒙、晕厥等，发病以来神疲乏力，腰膝酸软，遇劳加重，纳寐可。舌质红，少苔，弹石脉。心电图示：窦性心动过速，ST-T 改变。

中医诊断：心悸（阴虚阳亢）。

西医诊断：高血压 2 级（极高危组）；心律失常。

治则：滋阴潜阳，安神定悸。

处方：生地黄 15g，山茱萸 10g，淮山药 20g，茯苓 10g，泽泻 10g，牡丹皮 10g，黄柏 10g，知母 10g，酸枣仁 15g，五味子 10g，生龙齿 30g（先煎），炙甘草 15g。6 剂，水煎服，日 1 剂。

二诊：患者仍心悸、胸闷、头晕、头胀痛，但程度均已减轻。舌质红，少苔，脉弦。继服上药 10 剂，心悸偶有复发，但已明显改善，自测血压正常。

按：肾阴亏虚，虚火妄动，此乃阴虚相火妄动，治当滋阴降火，方选知柏地黄丸加味。方中黄柏、知母清泻相火，六味地黄丸滋补肾阴，酸枣仁、五味子、生龙齿安神定悸。诸药合用，有滋阴潜阳、安神定悸之功。

验案9：韦某，女，45岁，2000年2月6日初诊。

因反复心悸、气紧16年，加重伴面浮肢肿1个月入院。患者16年前开始反复出现心悸、气紧，常伴咳嗽、咳痰、呼吸困难，动则尤甚，或感冒后加重。曾多次于我院就诊，均诊断为风湿性心脏瓣膜病。经治疗后症状好转，但病情常反复发作，时轻时重。入院前1个月，上述症状再发。现症见：心悸，气紧，动则尤甚，面浮肢肿，下肢尤甚，偶有胸闷，面色㿠白，形寒肢冷，小便不利。舌质暗淡，苔薄白，解索脉。心脏彩超示：风湿性心脏病瓣膜病，二尖瓣狭窄并关闭不全，主动脉瓣关闭不全，心脏收缩功能下降。心电图示：异位心律，快速型心房颤动，ST–T改变。

中医诊断：心悸（心肾阳衰，水饮凌心）。

西医诊断：风湿性心脏瓣膜病。

治则：温肾助阳，化气行水，益气复脉。

处方：人参10g（另煎），制附子10g（先煎），桂枝10g，白术10g，茯苓10g，车前子10g，猪苓10g，赤芍10g，生姜10g，煅龙骨10g，煅牡蛎10g。3剂，水煎服，日1剂。

二诊：药后尿量明显增加，面浮肢肿减轻，心悸、气紧等症状均有明显好转。舌质暗淡，苔薄白，解索脉。继服上药10剂，面浮肢肿消失，心悸、气紧仍时有复发，但

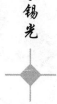

生活质量已明显改善。

按：心肾阳衰，不能化气行水，水饮内停，上凌心肺，故见心悸、气紧；饮溢肌肤，故见面浮肢肿；阳气虚衰，膀胱气化失司，故小便不利；舌质暗淡，苔薄白，解索脉，为心肾阳衰，水饮内停之象。治当温肾助阳，化气行水，益气复脉，方选独参汤、真武汤加味。

# 心力衰竭

心力衰竭是以喘息心悸、不能平卧、咳吐痰涎、水肿少尿为主要表现的一类疾病，多因心病日久，阳气虚衰，运血无力，或气滞血瘀，心脉不畅，血瘀水停而发。本病为心病之重症，又多系疾病后期表现，若心力衰竭严重，可出现阴阳离决之危候。本病相当于西医学之慢性心力衰竭。

古代中医并没有明确提出"心衰"的病名，根据其症状表现不同，可归属于中医学"心水""心悸""喘证""水肿""肺胀""痰饮"等范畴。中医学认为，心力衰竭的基本病机为本虚标实，本虚为心阴阳气血亏虚，尤以心阳气虚衰突出，标实突出表现为血瘀、痰浊，尤其是血瘀。

## 一、病因病机

李锡光教授认为，心力衰竭是一个不断发生、发展以及不断加重的过程。在其早期，主要是心气不足，由于气与阳互为助益，故心气虚很快累及心阳，致心阳亦虚，在临床上有时难以决然分开，气虚推动无力，阳虚鼓动不力，气虚血不行，气虚水亦不行，于是血行瘀缓，痰湿内生，表现出夹瘀、夹痰、夹水之象，总以虚为本，虚中夹实为其病机特点。进一步发展，可出现气阴两虚、气虚血瘀、阳虚水泛等不同证型。在整个过程中，单纯虚证极少，以虚实夹杂为最多，且夹瘀为多见。其病位在心，与肺、脾、肾相关。

## 二、证治经验

### （一）治法方药

#### 1. 分期论

急性发作期宜结合西医学的方法，积极救治。心力衰竭急性发作时，病势危重，进展迅速，可出现阴阳离决之危候，若不积极救治，患者很可能很快死亡。此时中药的煎煮、服用均存在不足之处，可应用中药注射剂，如静脉注射参附注射液、参麦注射液等，温补心阳，回阳救逆。稳定期则辨证论治。

#### 2. 衷中参西，辨证用药

对于本病的治疗，西医学已从短期血流动力学、药理学措施转变为长期的、修复性的措施，目的是改变衰竭心脏的生物学性质，虽然取得了很大进展，但治疗效果仍然不能令人满意。中医药的优势主要体现在症状的改善和生活质量的提高，心力衰竭主要病机以心气（阳）虚为本，

李锡光

血瘀水停为标，故补益心气、化瘀利水可贯穿于心力衰竭治疗的始终。

李锡光教授认为，广西地处岭南，气候湿热，病机多以气虚血瘀、气阴两虚夹瘀居多，合并痰湿者也相对较多，临证用药时除益气、养阴、活血外，总宜适当配合芳香化湿、化痰通络的药物。西医学对慢性心力衰竭的治疗已经非常规范、成熟，血管紧张素转换酶抑制剂、β-受体阻滞剂、利尿剂、洋地黄类、醛固酮受体拮抗剂5大类药物在临床得到了普遍应用。中医学也有类似的利尿、强心作用的治疗方法，如利水消肿法。该法虽为治标之举，但也是一个不可忽视的重要法则，应用利水渗湿的中药可以起到利水消肿的作用，却没有电解质紊乱、酸碱失衡的弊端。李锡光教授一贯强调，应用中药的原则必须是以中医辨证论治为指导，现代药理研究可做参考，坚决不能用西医理论指导中医处方。就心力衰竭的治疗而言，单纯用利水消肿药肯定不行，必须辨证，判断其是气虚、气阴两虚还是阳虚，是否兼夹有血瘀、痰浊，在益气、养阴、回阳救逆的基础上，再加利尿剂，方能取得好的效果。李锡光教授常用的利水消肿药物有以下几味：茯苓，利水渗湿，健脾安神，利水而不伤气，药性平和，为利水渗湿要药，尤其适用于脾虚所致的水饮内停，用量宜大，可用至 20 ～ 30g。泽泻，利水渗湿，且性寒能泄热，对气阴两虚有热者尤为适宜，常与茯苓相伍而用。车前子，利水通淋，止泻，清肝明目，清肺化痰。葶苈子，为泻肺中气郁水饮、利湿平喘之要药，适用于中医辨证为浊唾痰涎壅遏气道之邪实气闭者，肺虚喘咳、脾虚肿满者忌用。临床应用治疗心力衰竭的指征为咳喘，不得卧，浮肿明显，且没有明显的脾肺气虚表现，尤其适用于反复应用洋地黄中毒，不能再用者，一般用量为15g，最多可用至30g。附子、麻黄、桂枝都具有温阳强心的作用，其中附子能回阳救逆，补火助阳，现代研究表明，其可以增加心肌收缩力，用于治疗各种心脏病引起的心力衰竭，辨证属心阳虚衰，鼓动无力之证，但因其有肾毒性，肾功能损害者慎用。麻黄、桂枝能提高心率，增加房室传导，适用于治疗慢性心力衰竭合并有缓慢性心律失常、房室传导阻滞、病态窦房结综合征者。对于阳气虚衰，不能化气行水，而引起水液泛滥为主者，可辨证加用真武汤或苓桂术甘汤温阳化气行水。

## （二）验案举例

验案1：廖某，男，76岁，退休教师，2006年3月25日初诊。

活动后气紧、乏力进行性加重6年。患者从6年前起自觉活动后气紧，开始以为年老体衰，未系统治疗，运动耐量渐渐减退，逐渐发展至慢走5分钟也觉得气喘不已，全身乏力。2002年11月至某医学院附属医院，诊断为主动脉瓣关闭不全，随后进行主动脉瓣置换术，并服用华法林、厄贝沙坦片、地高辛等药物，但手术后症状未见缓解，并于2006年1月出现心房颤动。现患者动则气喘，胸闷，全身乏力，行走困难，极易疲劳，夜间不能平卧，稍有咳嗽，痰少质黏，食欲不振，夜寐不安，大便烂，小便短少。检查：神清，面色晦暗，颈静脉怒张，两肺呼吸音粗，两下肺可闻及湿性啰音，心率 92 次 / 分，律齐，主动脉瓣区、心尖部可闻及收缩期杂音，$S_2$ 亢进，双下肢轻度水肿。舌暗淡，边有齿痕，苔白，脉弦。

诊断：心力衰竭，证属气虚血瘀。

治则：益气活血，养心通络，利水消肿。

处方：党参 30g，黄芪 30g，茯苓 20g，丹参 20g，赤芍 15g，炙甘草 10g，紫苏子 10g，车前子 10g，泽泻 15g，当归 15g，金银花 10g，葶苈子 15g，枳壳 10g，神曲 10g。6 剂，水煎服，日 1 剂。

二诊：患者气紧、乏力稍有减轻，痰易咳出，脚背凹陷性水肿。上方加白术 20g，10 剂，水煎服，日 1 剂。

三诊：患者可慢步行走 10 分钟，夜间可平卧，下肢水肿消退。上方去葶苈子、泽泻、车前子，加防风 10g、木香 6g、砂仁 10g。10 剂，水煎服，日 1 剂。

后记：患者按上方自购方药再服 1 个月，病情稳定，随访半年，未见复发。

按：该患者久病不愈，始则气虚，继而因虚致实，血瘀为患，最终本虚标实，虚实夹杂，治宜通补兼施。

验案 2：汤某，女，74 岁，2004 年 12 月 10 日初诊。

患者于 1982 年发现血压升高，开始无明显症状，未予系统治疗，1995 年开始逐渐出现胸闷、气紧，多在劳累、活动后出现，休息可缓解，心电图呈心肌缺血改变，确诊为冠心病心绞痛，予异山梨酯片、复方丹参滴丸等口服。最近几年，血压已经不高，但胸闷、气紧等症状进行性加

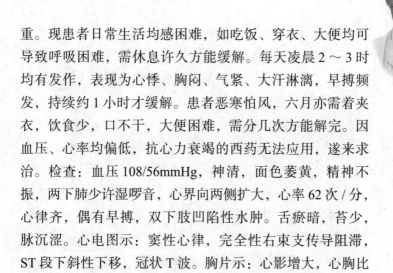

重。现患者日常生活均感困难，如吃饭、穿衣、大便均可导致呼吸困难，需休息许久方能缓解。每天凌晨2～3时均有发作，表现为心悸、胸闷、气紧、大汗淋漓，早搏频发，持续约1小时才缓解。患者恶寒怕风，六月亦需着夹衣，饮食少，口不干，大便困难，需分几次方能解完。因血压、心率均偏低，抗心力衰竭的西药无法应用，遂来求治。检查：血压108/56mmHg，神清，面色萎黄，精神不振，两下肺少许湿啰音，心界向两侧扩大，心率62次/分，心律齐，偶有早搏，双下肢凹陷性水肿。舌瘀暗，苔少，脉沉涩。心电图示：窦性心律，完全性右束支传导阻滞，ST段下斜性下移，冠状T波。胸片示：心影增大，心胸比0.76。心脏彩超示：全心普大，心肌收缩普遍减弱，左室射血分数为38%。

诊断：心力衰竭，证属心肾阳虚，水饮凌心。

治则：温补心肾，行气利水。

方药：真武汤合苓桂术甘汤加减。

红参10g（另煎），制附子15g（先煎），白术15g，茯苓20g，白芍12g，桂枝6g，葶苈子12g，泽泻12g，炙甘草10g，车前子20g，丹参10g，川芎10g，肉苁蓉12g。6剂，水煎服，日1剂。

二诊：药后双下肢水肿消失，胸闷、气紧稍减轻，夜间仍有发作，大汗。舌瘀暗，苔少，脉沉涩。上方加山楂10g，6剂，水煎服，日1剂。

三诊：药后运动耐量增加，日常活动较前轻松，饮食仍少，心力衰竭发作时仍汗出，舌脉同前。上方去车前子、泽泻，加黄芪 20g、防风 10g。6 剂，水煎服，日 1 剂。

四诊：中等活动量后仍感胸闷不适，呼吸困难，汗出减少，大便正常。舌质瘀暗稍减，苔薄，脉沉无力。方用保元汤合桃红四物汤加减。

红参 10g（另煎），黄芪 30g，茯苓 20g，白术 15g，桂枝 6g，炙甘草 10g，桃仁 10g，红花 6g，当归 10g，川芎 10g，葶苈子 15g，赤芍 15g，山楂 10g。10 剂，水煎服，日 1 剂。

随访半年，生活自理，一般日常活动可轻松完成。以上方制成丸剂，巩固疗效。

按：本案患者轻微活动即感胸闷、气紧，大汗淋漓，下肢水肿，恶寒，纳少，大便困难，此为心阳不足，水饮凌心；舌瘀暗，脉沉涩，为心血瘀阻。治宜标本兼治，先行温阳益气，利水消肿，待水肿消退，阳气虚衰显露后，再治以益气活血，并逐渐加大益气力度，最后服用丸剂，巩固疗效。

验案 3：谢某，男，66 岁，2004 年 4 月 12 日初诊。

活动后气紧进行性加重 2 年。患者有高血压病史 12 年，近 5 年方才开始服用卡托普利、美托洛尔等降压药，血压控制欠佳。平时多有头晕，眼花，近 2 年来自感体力渐差，活动后气紧、胸闷，休息后可缓解，运动耐量逐渐减退，精神较差，食少乏力，心烦失眠，伴口臭、反酸、耳鸣，舌暗红，苔少，脉沉细数。检查：血压 176/92mmHg，神清，体胖，面色晦暗，不能平卧；心界向左下扩大，心率 94 次 / 分钟，节律整齐，双下肢无水肿。心脏彩超示：符合高血压心脏改变，左心扩大，左室收缩舒张功能减弱。胸正位片示：心影增大，心胸比0.65。

诊断：心力衰竭，证属气阴两虚夹瘀。

治则：益气养阴，活血通络。

处方：党参20g，麦冬10g，五味子10g，玉竹15g，茯苓20g，炙甘草10g，丹参15g，牡丹皮10g，川芎10g，赤芍15g，黄芪15g，金银花10g，海螵蛸10g，枳壳10g。6剂，水煎服，日1剂。

二诊：药后上症大减，舌暗红，苔少，脉沉细略数。上方加山楂10g、神曲10g。6剂，水煎服，日1剂。

按：本案患者活动后气紧、胸闷，食少乏力，心烦失眠，耳鸣，舌暗红，苔少，脉沉细数，此为气阴两虚夹有血瘀，治宜益气养阴，活血化瘀。

验案4：陆某，男，54岁，建筑工人，2005年4月20日初诊。

患者自述以前身体健康，3年前感冒高热，到医院输液治疗，突然心悸、胸闷，呼吸困难，后入院检查，诊断为扩张型心肌病，予地高辛、双氢克尿噻、卡托普利等口服。现运动耐量明显下降，中等量活动即有气喘、胸闷，容易汗出，夜间睡觉时有轻咳，无痰，口渴，心烦失眠，大便烂，日1～2次。舌质暗，苔薄黄，脉弦细。心脏B超示：左右心室扩大，左室为主，心室收缩运动弥漫性减弱，左室射血分数为42%。胸片示：心影扩大，心胸比0.62。

诊断：心力衰竭，证属气阴两虚夹瘀。

治则：益气养阴，固表止汗，活血通络。

89

处方：党参 20g，麦冬 10g，五味子 10g，玉竹 15g，黄芪 15g，白术 10g，防风 10g，白芍 10g，金银花 10g，丹参 15g，川芎 10g，甘草 10g，仙鹤草 10g，车前子 10g（包煎），木香 6g（后下）。6 剂，水煎服，日 1 剂。

二诊：气喘、胸闷明显减轻，汗出减少，舌质暗，舌尖红，苔薄黄，脉弦细。上方加酸枣仁 15g。5 剂，水煎服，日 1 剂。后以生脉胶囊口服维持，病情一直稳定。

按：本案患者气喘、胸闷，容易汗出，口渴，心烦失眠，舌质暗，苔薄黄，脉弦细，此为气阴两虚夹瘀之证。治宜益气养阴，固表止汗，活血通络。

验案 5：叶某，女，52 岁，工人，2005 年 2 月初诊。

患者自诉 1985 年开始在工作、劳累后出现呼吸困难，甚至不能平卧，伴有咳嗽，卧位明显，后经医院检查，诊为风湿性心脏病、二尖瓣狭窄、三尖瓣关闭不全，经治疗后症状好转，以后时有反复。1994 年开始自觉心悸不适，经检查为心律失常（快速型房颤）。近几年来，呼吸困难进行性加重，日常活动即感不适，并有心慌气短，长年服用利尿剂、洋地黄等药物。上周起居不慎，外感风寒，先是恶寒、咳嗽，四肢乏力，关节酸痛，继而咳嗽痰多，动则气喘，心悸，双下肢水肿，不能平卧，饮食少，小便短少。舌暗淡，苔白滑，脉沉细促无力。心电图示：异位心律，快速型房颤。

诊断：心力衰竭，为心肺气虚、痰瘀阻络、水饮内停所致。

治则：健脾益气，化痰祛瘀，利水消肿。

方药：二陈汤、三子养亲汤、苓桂术甘汤合方加减。

党参20g，黄芪20g，茯苓20g，法半夏10g，陈皮10g，炙甘草10g，白芥子10g，紫苏子10g，莱菔子10g，防风10g，白术15g，桂枝10g，泽泻15g，生姜10g。4剂，水煎服，日1剂。

二诊：药后咳嗽、咳痰减少，痰白质稀，水肿减轻，舌苔同前。上方加丹参15g，川芎10g。4剂，水煎服，日1剂。

三诊：药后呼吸困难较前减轻，仍咳嗽，痰少，水肿基本消退，尿量增多。舌质仍暗淡，苔白，脉沉无力。此为痰饮已化，气虚血瘀，宜补益心肺，活血化瘀，方用四君子汤合血府逐瘀汤加减。

处方：党参20g，黄芪30g，茯苓20g，白术15g，炙甘草10g，赤芍12g，生地黄12g，当归10g，川芎10g，桃仁10g，红花6g，柴胡10g，炒枳壳10g，桔梗10g，牛膝12g，葶苈子15g。6剂，水煎服，日1剂。

四诊：患者自行停药半个月，症状又有所加重，动则气紧，胸闷，轻咳少痰，下肢不肿，倦怠少动，不思饮食。舌质暗淡，苔白，脉沉无力。宜标本兼治，益气活血。

处方：党参20g，黄芪30g，茯苓20g，炙甘草10g，炒枳实10g，白术15g，木香6g，焦山楂10g，当归10g，丹参15g，川芎10g，生姜10g，酸枣仁10g，远志10g，牛膝15g，山茱萸15g，陈皮10g，法半夏10g。10剂，水煎服，隔日1剂。

按：心力衰竭是因心痹、肺心病、心瘅、胸痹、高原

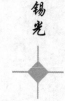

胸痹等久病不愈或过度劳累，损伤心气所致。患者病久体虚，心阳不足，经气不利，血行不畅，水气内停，泛溢肌肤，凌心射肺，出现心悸、喘促、水肿等症状，是为心力衰竭。治疗时以二陈汤、三子养亲汤、苓桂术甘汤合方加减，使心阳得温，痰饮得化，水肿得消，待咳嗽、咳痰渐少，再治以健脾益气、活血化瘀之法。不同阶段、不同病机采用不同治法，则诸症渐平。

# 眩　晕

　　眩晕是临床常见的一个症状，从西医学的角度来看，引起眩晕的原因非常复杂，如颈性眩晕、耳性眩晕、高血压、贫血、脑萎缩、慢性脑供血不足、卒中后遗症等。历代医家对眩晕论述较多，《素问·至真要大论》谓："诸风掉眩，皆属于肝。"指出其病位在肝;《灵枢·卫气》曰："上虚则眩。"提示"虚"是眩晕的病机;张仲景首倡痰饮是眩晕的原因，为后世"无痰不作眩"之说提供了理论基础;朱丹溪提出"无痰不作眩"，倡导痰火致眩说;王肯堂的《证治准绳》中有曰："脑转目眩者，皆由火也。"明代张三锡概括朱丹溪、刘河间的理论，认为眩晕悉属痰火。总之，眩晕病机不外虚实两端，肾虚不能涵养肝木，肝阳上扰则眩;肾虚不能生髓，脑为髓海，髓海不足则眩;思虑过度，内伤心脾，化源不足，或失血过多，血虚不能上奉于脑，脑失所养而眩。此外，饮食内伤，脾胃受损，脾失健运，聚湿生痰，痰气交阻，清阳不升，浊阴不降，亦可致眩晕。在长期的临床实践中，李锡光教授积累了眩晕诊治的丰富经验。

## 一、病因病机

李锡光教授认为，本病病机有虚有实，但多属虚证，尤以肾虚、气血亏虚为多见，实证则以痰浊阻遏多见，肝阳上亢次之。因为广西地处岭南，气候多潮湿、湿热，故阳虚少见，气虚、气阴两虚多见。头晕目眩，动则加剧，遇劳则发，兼有面色不华，神疲乏力，纳差，自汗，唇甲淡白，心慌少寐，舌淡苔白，脉细弱，此为气血亏虚；头晕头昏，头重如裹，伴有胸闷恶心，甚则呕吐痰涎，纳少神疲，舌淡，苔腻脉滑，此为痰浊中阻；肝肾阴虚者则见头晕目眩，视力减退，两目干涩，耳鸣，腰膝酸软，潮热盗汗，少寐多梦，健忘，心烦，口干，舌质红，苔少或无苔，脉细数；肝阳上亢者则见眩晕兼见烦躁易怒，失眠多汗，咽干，面红目赤，小便黄，大便结，舌红，苔黄，脉弦数。

## 二、证治经验

### （一）治法方药

李锡光教授治疗眩晕，主张宗张景岳"无虚不能作眩，当以补虚为主"的观点，治法常以补法为主。气血亏虚者，当补益心脾，可选归脾汤、补中益气丸；肾气亏虚偏于阴虚者，当补肾益阴，常用知柏地黄丸、左归丸；肾气亏虚偏于阳虚者，当温肾补阳，常用金匮肾气丸、右归丸；肝阳上亢者，当平肝潜阳，常用天麻钩藤饮、镇肝熄风汤等，并选用金石重镇之品，如磁石、龙齿、赭石、龙骨、牡蛎、石决明、珍珠母等；痰浊阻遏者，当化痰清热利湿，常用半夏白术天麻汤、温胆汤等；对气阴两虚者，用自拟方养心通脉饮治疗。

## （二）验案举例

验案 1：吴某，男，52 岁，干部，2004 年 11 月 14 日初诊。

患者父母均有高血压病史，患者 8 年前体检时发现血压升高，波动在 160～182/85～100mmHg，开始没有自觉症状，未引起注意，没有系统治疗。近 3 年来，血压逐渐升高，最高达 202/105mmHg，时有头晕不适，目前服用多种降压药，如硝苯地平缓释片、美托洛尔片、吲达帕胺片，血压控制仍欠佳。两年前开始头部隐痛，劳累后明显，休息可缓解，症状反复发作，伴有胸闷、气短、心烦口干、夜寐差，小便黄，大便干结，2～3 日一行。检查：血压 198/102mmHg，神清，体胖，两肺呼吸音清晰，心率 72 次/分，律不齐，偶有早搏，每分钟 3～5 次，各瓣膜区未闻及杂音，双下肢无水肿。舌暗红，苔黄腻，脉沉细偶结。心电图示：窦性心律，偶发室性早搏，左室肥厚劳损。

中医诊断：眩晕（气阴两虚，痰瘀阻络）。

西医诊断：高血压 3 级。

治则：益气养阴，化痰祛瘀。

处方：党参20g，麦冬15g，五味子10g，玉竹15g，甘草6g，丹参15g，川芎10g，白芷10g，牡丹皮10g，延胡索10g，地龙6g，钩藤15g，菊花10，藿香10g，陈皮12g，法半夏15g。4剂，水煎服，日1剂。

二诊：头晕减轻，但血压仍偏高，舌暗红，苔黄，但腻苔较前退，大便变软，1～2日一行。上方再进10剂，水煎服，日1剂。

三诊：偶有头晕，睡眠、二便正常，仍宗上法加减调理，将降压药减至两种。

四诊：稍感头晕，无头痛，精神明显转好，舌暗，苔白，脉沉细。上方去菊花、藿香、玉竹，加山楂10g、茯苓15g。

后再用此方调理2个月，随访半年，血压控制在140/85mmHg左右，无头晕、头痛，正常上班。

按：本案患者病程较长，虽服用多种降压药，血压仍不能得到有效控制，属难治性高血压。其形体肥胖，口干苦，心烦不寐，小便黄，大便干结。舌暗红，苔黄腻，脉沉细偶结。中医辨为气阴两虚，痰瘀阻络，治疗上以益气养阴、活血化痰通络为法，痰瘀同治，多年疾苦应手而解。虽未能完全单独控制血压，但减少了降压药，且明显提高了患者的生活质量，作用很大。

验案2：黎某，女，70岁，2004年5月14日初诊。

患者1年前开始头晕、头痛，疼痛以颠顶部隐痛为主，到医院检查发现血压升高，最高达186/90mmHg，予尼群地平片口服，症状稍缓解。因服药不规则，血压控制欠佳，症状反复发作，伴有胸闷、乏力，动则加重。发作时无视物旋转，无恶心呕吐，纳可，夜寐差，夜间小便次数增多，大便正常。个人史、家族史无特殊。舌紫暗，苔薄白，脉沉细。

中医诊断：眩晕（气虚血瘀）。

西医诊断：高血压 3 级。

治则：益气活血通络。

处方：党参20g，黄芪20g，白术10g，茯苓15g，甘草6g，丹参15g，川芎10g，白芷10g，赤芍10g，延胡索10g，地龙6g，钩藤10g。6 剂，水煎服，日 1 剂。

二诊：药后头晕、头痛大减，夜寐转佳，测血压145/86mmHg，舌暗，苔薄白，脉弦细。守上方再进 10 剂，头痛痊愈。

按：眩晕之症，病机多种，气血亏虚则脑失所养，故头晕、头痛；舌紫暗，苔薄白，脉沉细，均为气虚血瘀之征。治以益气活血通络为法。另按李锡光教授经验，不论何种头痛，均可酌加丹参、川芎、白芷。

验案 3：金某，男，52 岁，2003 年 12 月 15 日初诊。

患者头晕、头昏，后脑闷胀，伴耳鸣、耳聋，性情急躁，难以入睡，心烦多梦，舌红少苔，脉弦细数。头颅 CT 示：慢性脑供血不足。

中医诊断：眩晕（肝肾阴虚，肝阳上亢）。

西医诊断：慢性脑供血不足。

治则：滋阴潜阳。

方药：杞菊地黄汤加减。

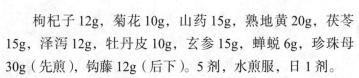

枸杞子 12g，菊花 10g，山药 15g，熟地黄 20g，茯苓 15g，泽泻 12g，牡丹皮 10g，玄参 15g，蝉蜕 6g，珍珠母 30g（先煎），钩藤 12g（后下）。5 剂，水煎服，日 1 剂。

二诊：眩晕减轻，后脑闷胀消失，仍难以入睡，耳鸣，口微干，舌红少苔，脉弦细数。阳亢渐平，阴虚未复，仍宗前方加减治疗。

处方：枸杞子 12g，菊花 10g，山药 15g，生地黄 20g，熟地黄 20g，茯苓 15g，泽泻 12g，牡丹皮 10g，赭石 20g，玄参 15g，麦冬 15g，钩藤 12g（后下）。5 剂，水煎服，日 1 剂。

三诊：眩晕未作，耳鸣消失，虚火已平。头微昏，睡眠时好时差，舌苔薄，脉细，治以养肝滋肾。

处方：当归 12g，山茱萸 12g，女贞子 10g，山药 15g，熟地黄 20g，白芍 15g，牛膝 15g，泽泻 12g，牡丹皮 12g，枸杞子 15g，茯神 15g，钩藤 12g（后下）。5 剂，水煎服，日 1 剂。

四诊：眩晕已愈，睡眠尚佳，仍以原法巩固疗效。上方 10 剂，水煎服，隔日 1 剂。

按：本案患者因肝肾阴虚，肝阳偏亢，虚火上扰而致眩晕，阴虚为本，阳亢是标，只宜甘寒滋阴，不能苦寒泻火，故用杞菊地黄丸加减，以从本治。初用菊花、蝉蜕散风，钩藤、珍珠母平肝潜降；待虚火平后，再加当归、白芍等，旨在养血滋阴而收功。

验案 4：秦某，男，73 岁，退休干部，2006 年 6 月 28 日初诊。

李锡光

头晕、头胀，步态不稳 1 年余。患者自述 1 年前无明显诱因出现头晕、头胀，行走时尤为明显，有飘浮感，无视物旋转，无恶心呕吐，有时心悸，纳可，精神差，困倦乏力，大便烂，日 1～2 次。舌质暗红，苔黄腻，脉沉弦滑。头颅 MRI 示：左侧大脑前动脉 A1 段近端狭窄，右侧颈动脉起始段狭窄 70%～80%。脑多普勒血流图示：右颈内动脉颅外段狭窄，供血不足。

中医诊断：眩晕（痰瘀阻络）。

西医诊断：右侧颈动脉狭窄。

治则：化痰祛瘀，通络止眩。

方药：二陈汤合桃红四物汤加减。

党参 20g，茯苓 15g，白术 10g，甘草 10g，陈皮 10g，法半夏 10g，竹茹 10g，枳实 10g，黄芪 15g，丹参 15g，牡丹皮 10g，地龙 5g，桃仁 10g，红花 6g，川芎 10g，藁本 10g。7 剂，水煎服，日 1 剂。

二诊：药后仍头晕、头胀，步态不稳，但程度减轻，舌暗红，黄腻苔渐退，脉沉弦滑。宗上法，黄芪加至 30g。6 剂，水煎服，日 1 剂。

三诊：头晕好转，但觉困倦，饮食少，大便烂，日 1 次。舌暗，苔白厚，脉弦滑。上方去藁本、竹茹，加山楂 10g、炒麦芽 10g。

按：本案患者脑供血不足，曾服用扩张脑血管、增加脑血流的药物，效果不显，其症为头晕、头胀，步态不稳，肢软乏力，大便烂，舌质暗红，苔黄腻，脉弦滑，此为痰瘀同病，且有化热之趋势，故先用二陈汤合桃红四物汤；

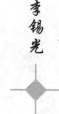

后舌苔由黄变白，腻苔渐退，但脾胃气虚渐显，故去竹茹、藁本，加山楂、炒麦芽，健脾消食和胃，以图固本。

验案 5：陈某，男，51 岁，2006 年 6 月 28 日初诊。

头晕、头胀 8 月余。患者 8 个月来时感头晕、头胀，行走时尤为明显，有飘浮感，恶心欲吐，双手时感麻木，纳少，夜寐不安，二便正常。既往身体健康，无特殊病史，平素嗜食肥甘厚腻。检查：血压 140/90mmHg，神清，五官端正，心肺（－），四肢肌力、肌张力正常。舌质暗，舌底络脉迂曲，苔黄腻，脉沉细。头颅 MRI 未见异常。

中医诊断：眩晕（痰瘀阻络）。

西医诊断：高血压 1 级。

治则：化痰通络。

处方：黄芪 30g，丹参 15g，川芎 10g，白芷 10g，延胡索 10g，葛根 15g，地龙 6g，黄芩 10g，法半夏 15g，赤芍 15g，桃仁 10g，红花 6g，威灵仙 10g，金银花 10g，藿香 10g。7 剂，水煎服，日 1 剂。

药后症状大减，舌苔渐退。继服 10 剂，诸症渐消。

按：本案患者时感头晕、头胀，行走时尤为明显，有飘浮感，恶心欲吐，双手时感麻本，纳少，夜寐不安，舌暗，舌底络脉迂曲，苔黄腻，脉沉细，既有舌质的改变，又有舌苔的改变，当辨为痰瘀同病，治宜化痰祛瘀，活血通络，方能一举奏效。

验案 6：郭某，女，62 岁，退休工人，2005 年 4 月 23 日初诊。

头晕、头昏反复发作 8 年，逐渐加重半年。患者既往

李
锡
光

有高血压病史12年，长期服硝苯地平缓释片、卡托普利片两种降压药，血压控制良好。8年前开始头晕、头昏，无视物旋转，多在劳累后明显，休息即可缓解，未予治疗。近半年来，上症明显加重，头晕眼花，四肢乏力，稍劳则加重，精神倦怠，不能久看书，影响日常生活，不思饮食，多食则腹胀，大便溏，每日一行。舌胖大暗淡，苔少，脉沉无力。

中医诊断：眩晕（脾气亏虚，生化乏源，脑失所养）。

西医诊断：高血压3级（高危组）。

治则：补中益气，健脾和胃。

方药：补中益气汤加减。

炙黄芪20g，党参15g，柴胡10g，升麻10g，白术12g，茯神12g，当归10g，陈皮10g，炙甘草10g，炒远志10g，法半夏10g，丹参12g，首乌12g。6剂，水煎服，日1剂。

二诊：药后头晕稍减轻，仍饮食少，稍劳则加重。舌暗淡，苔少，脉沉。上方加焦山楂10g、酸枣仁10g。6剂，水煎服，日1剂。

三诊：如休息好，则无头晕、头昏，活动量较前增加，饮食较前好，大便成形。嘱其以补中益气丸继续服用3个月，随访诸症缓解。

按：眩晕之证，有风眩说，有痰眩说，有火眩说，亦有虚眩之说，其他如七情内伤、过劳等也均可引起眩晕，虽病因病机多不同，总宜辨证施治。本案非风、火、痰的实证，亦非肝肾不足之虚候，其脉沉无力，舌暗淡，苔少，

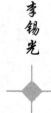

不能看书用脑，当系久病不愈，脾气亏虚，生化乏源，脑失所养，而发为眩晕，故用补中益气汤。方中茯神、远志、首乌安神宁心，法半夏降逆止呕，药后诸症均减；后又加酸枣仁安神、宁心、养肝、补血，焦山楂健脾消食兼活血散瘀；最后用补中益气丸善其后。

验案7：钱某，女，75岁，2002年5月16日初诊。

患者平时即有头晕不适，胸闷，但不严重，就诊前1个周突然眩晕加重，昏昏欲倒，不敢睁眼，头重如裹。睁眼则四周景物似在旋转，闭眼则觉身体在晃动，并有胸闷、恶心欲吐，耳鸣，夜寐不佳，大便不畅。苔黄腻，脉弦细。

中医诊断：眩晕（肝肾阴虚，兼湿热痰浊上泛）。

西医诊断：梅尼埃病。

治则：平肝息风，清热化痰。

处方：天麻10g，钩藤15g（后下），牛膝15g，枸杞子15g，蝉蜕6g，法半夏10g，瓜蒌仁10g，竹茹10g，酸枣仁10g，远志10g，黄连6g，葛根12g，生龙骨30g（先煎），生牡蛎30g（先煎）。6剂，水煎服，日1剂。

二诊：眩晕、胸闷减轻，已能睁眼，视房屋不旋转，但不能多活动，偶有恶心。舌脉如前。上方再进6剂。

三诊：稍感头晕、头昏，口干纳呆，睡眠欠佳。腻苔渐退，脉细。此为痰浊渐化，肝风渐平，但热犹未净，继以养肝息风为主，佐清痰热。拟方如下。

天麻10g，钩藤15g（后下），牛膝15g，枸杞子15g，蝉蜕6g，瓜蒌仁10g，竹茹10g，酸枣仁10g，远志10g，黄连6g，葛根12g，女贞子10g，墨旱莲10g，丹参12g。6

剂，水煎服，日1剂。

按：本案患者年老体虚，肝肾不足，加之痰浊上干于头目，故发病。肝风上扰，则视物旋转，耳鸣；痰湿蕴阻，则胸闷，恶心欲吐。治以平肝息风，清热化痰。三诊时痰热减轻，再以养肝息风为主。数诊后，风平火清痰去，诸恙乃平。

验案8：吴某，女，47岁，退休干部，2006年3月5日初诊。

患者从年轻时起反复头晕，每次发作时头晕较剧，如坐舟车，感觉周围环境转动，动则加重，同时伴有恶心呕吐，有时有耳鸣，每次发作少则三五天，多则1周甚至更久方能缓解。曾于多家医院就诊，检查有内耳平衡失调，诊断为梅尼埃病。早期发作较多，每年发作2～3次，近十多年发作逐渐减少。上周感冒后头晕、头昏又作，伴有恶心欲吐，不能睁眼，不能起床，食欲减退，口干口苦，夜间睡眠较差，大便正常。舌红，苔薄黄，脉弦。

中医诊断：眩晕（少阳枢机不利）。

西医诊断：梅尼埃病。

治则：和解少阳。

方药：小柴胡汤加减。

柴胡15g，黄芩10g，法半夏10g，党参15g，甘草6g，生姜9g，大枣5枚，丹参10g，牡丹皮10g，白芷10g。5剂，水煎服，日1剂。

二诊：药后眩晕、恶心缓解，能起床，但觉肢软乏力，仍有口干口苦，是少阳之邪已解，当益气养阴，滋肝补肾，方用生脉散合六味地黄丸加减以善其后。

按:《伤寒论》云:"伤寒五六日中风,往来寒热,胸胁苦满,嘿嘿不欲饮食,心烦喜呕,或胸中烦而不呕,或渴,或腹中痛,或胁下痞硬,或心下悸,小便不利,或不渴,身有微热,或咳者,与小柴胡汤主之。"又云:"伤寒中风,有柴胡证,但见一证便是,不必悉具。"综观本案,其症乃外感后复发,头晕目眩,口干口苦,恶心欲吐,食欲减退,此为小柴胡汤证。方中用柴胡透泄少阳之邪,是为君药,又助以党参,以助其上升之力,则少阳之邪能随少阳之气透膈上出矣;用半夏者,因其能通阴阳、和表里,且以病本喜呕,用半夏协同甘草、姜、枣降胃兼以和胃也;佐用黄芩,除热止烦,以其形原中空,故善清躯壳之热;大枣、甘草补胃以滋津液。本案迁延日久,亦有本虚之征,应属虚实夹杂,然则标实过盛,症状明显,惟当先治其标,以解少阳之邪,再议其余。

# 头　痛

头痛是临床上极为常见之症状,可单独出现,亦可在多种急慢性疾患中出现。头痛是指头部经脉绌急或失养,致清窍不利所引起的以头部疼痛为主要症状的一种病证。本病所涉及的西医学范围极广,可见于内、外、神经、精神、五官等各科疾病中,如血管性头痛、紧张性头痛、三叉神经痛、外伤后头痛、部分颅内疾病、神经官能症及某些感染性疾病等均可有头痛。

头痛一证，首见于《黄帝内经》，书中将头痛之因责之于外来之邪，因于风寒之气侵犯头脑而致头痛。张仲景在《伤寒论》中论及太阳、阳明、少阳及厥阴病头痛的见症并列举了不同的治疗方药，如厥阴头痛，"干呕吐涎沫，头痛者，吴茱萸汤主之"。《东垣十书》则将头痛分为内伤头痛和外感头痛，根据症状和病因的不同而有伤寒头痛、湿热头痛、偏头痛、真头痛、气虚头痛、血虚头痛、气血俱虚头痛、厥逆头痛等，并补充了太阴头痛和少阴头痛。朱丹溪在《丹溪心法》中提到："头痛须用川芎，如不愈，可加引经药，太阳川芎，阳明白芷，少阳柴胡，太阴细辛，厥阴吴茱萸。"清代医家王清任大倡瘀血之说，《医林改错》论述血府逐瘀汤证时说："查患头痛者无表证，无里证，无气虚，痰饮等证，忽犯忽好，百方不效，用此方一剂而愈。"至此形成了较完整的对头痛的认识。李锡光教授在长期的临床实践中，积累了丰富的经验，形成了自己独特的见解。

## 一、病因病机

关于头痛的病因病机，李锡光教授认为，头为"诸阳之会""清阳之府"，又为髓海之所在，其病因虽多端，但不外乎外感和内伤两大类。凡五脏精华之血，六腑清阳之气，皆上注于头，故外邪自表侵袭于经络，上犯颠顶，清阳之气受阻，气血不畅，络道被阻，可致头痛。《医碥》谓："六淫外邪，惟风寒湿三者，最能郁遏阳气。火暑燥三

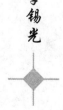

者皆属热，受其热则汗，非有风寒湿袭之，不为患也。然热甚亦气壅脉满，而为痛矣。"内伤头痛与肝、脾、肾三脏有关。因于肝者，或因情志所伤，肝失疏泄，郁而化火，上扰清空而致头痛；或因火盛伤阴，肝失濡养，肾水不足，水不涵木，肝肾亏虚，肝阳上亢，上扰清空而致头痛。因于肾者，多为禀赋不足，肾精久亏，脑髓空虚而致头痛。因于脾者，或因脾胃虚弱，生化不足，营血亏虚，不能上荣于脑髓脉络而致头痛；或因饮食不当，损伤脾胃，脾失健运，痰湿内生，上蒙清空，阻遏清阳而致头痛。此外，久病入络，气滞血瘀，脉络瘀阻，不通则痛，每易致头痛。

## 二、证治经验

### （一）治法方药

#### 1. 治疗头痛首辨外感内伤

李锡光教授认为，对于头痛的辨证，临床较为实用的还是区分外感头痛与内伤头痛。外感头痛多为新患，较为少见，起病较急，其病程较短，多兼有表证，痛势虽较剧，但容易治愈；而内伤头痛极为多见，且多为久痛，不兼表证，其病程较长，痛势较缓而时作时止，临床治疗较为困难。常见证型主要包括肝阳上亢、气血亏虚、血虚阴亏、瘀血阻络、痰浊上蒙等，临证当辨虚实，因证而治。

#### 2. 久病之头痛从痰瘀论治

久病不愈之头痛，有的迁延几十年，给患者造成极大的痛苦，临床上治疗十分棘手，李锡光教授认为，根据古

李锡光

105

人"久病入络""久痛入络""久病多瘀"的理论,这类头痛应责之于痰瘀互结。清代名医叶天士曾说:"经年累月,外邪留着,气血皆伤,其化为败瘀凝痰,混处经络。"因此,入络者实是"败瘀凝痰"。单纯瘀血头痛多因久痛入络,血滞不行,或有外伤,如《灵枢·厥病》所云:"头痛不可取于腧者,有所击堕,恶血在于内。"治宜活血化瘀通络。单纯痰浊头痛多因平素饮食不节,脾胃运化失调,痰浊内生,痰浊为阴邪,上蒙清窍则昏沉作痛,阻于胸脘则满闷吐涎,如《证治汇补》所云:"因痰痛者,昏重而眩晕欲吐。"治宜化痰为主。

李锡光教授认为,痰瘀互结,临床上多见于久病痼疾,并有同入络脉的特点。其临床表现错综复杂,多种多样,除具有痰证或瘀血证的临床表现外,如痰多、肥胖、恶心欲吐、眩晕、心悸、久痛、刺痛、出血、癥积肿块等,舌象变化对确立痰瘀同病的诊断具有重要意义。瘀血内阻,则舌质紫暗,有瘀斑或瘀点或舌底络脉迂曲;痰湿内停,舌苔多腻。只有舌质的改变为病瘀,只有舌苔的改变为痰浊,只有舌质和舌苔同时改变,方可辨为痰瘀同病,二者不可偏废。既有痰证又有血瘀证时,若单纯投以化痰法或祛瘀法,疗效往往不显,必须痰瘀同治方能奏效。

3. 关于高血压头痛

因为高血压在我国的发病率呈加速上升趋势,故由高血压引起的头痛也越来越多。不少高血压患者虽然血压控制好了,但仍有许多症状无法消除,中医中药在改善患者全身症状,提高生活质量方面具有突出的优势。李锡光教

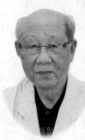

授认为，高血压多发于中老年人，其病机多为本虚标实，本虚者为气虚、气阴两虚、肝虚、血虚、肾虚等，最常见的有气虚、气阴两虚；标实者为血瘀、痰浊、肝阳上亢等，又以血瘀最为常见。高血压所致之头痛，多属内伤头痛，其病机尤以气虚血瘀及气阴两虚夹血瘀最为常见，分别拟方治疗，可获得较好疗效。

**4. 用药经验**

治疗头痛，古人在辨证论治基础上，还提出参照经络循行路线，根据头痛部位选用不同的引经药，如太阳头痛选用羌活、防风、蔓荆子、川芎，阳明头痛选用葛根、白芷、知母，少阳头痛选用柴胡、黄芩、川芎，厥阴头痛选用吴茱萸、藁本等。借鉴前人的经验，李锡光教授提出，除根据辨证论治原则用药以外，还可于方中加用丹参、川芎、白芷，不必分经论治，只要是头痛，这些药物均可选用。另外，对于久病之头痛，可酌情选用虫类药，如全蝎、蜈蚣、僵蚕、地龙、土鳖虫等，以祛瘀通络，解痉定痛，平肝息风。

**5. 分证论治**

（1）气虚血瘀型：头痛较久，部位多固定，痛势不剧，劳累、休息欠佳后加重，可伴有头晕、心悸、夜寐不佳等，舌质偏暗甚或紫暗、有瘀斑，苔白，脉多沉细。治宜益气活血，通络止痛。

处方：黄芪 20g，党参 15g，茯苓 15g，白术 15g，炙甘草 10g，丹参 15g，川芎 10g，白芷 10g，钩藤 15g（后下），延胡索 10g，地龙 10g。水煎服，日 1 剂。临床还可

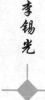

根据患者情况随症加减：气虚甚者可重用党参、黄芪，兼血虚甚者加当归，夜寐不佳者加首乌藤，心悸不宁者加远志、酸枣仁。

（2）气阴两虚夹瘀型：头部隐痛，痛势不剧，时作时休，劳累、活动后加重。可伴有头晕、心烦、口渴、夜寐不佳等，舌质红或偏暗、有瘀斑，苔少或薄白，脉多沉细。治宜益气养阴，活血通络止痛。

处方：党参20g，麦冬10g，五味子10g，玉竹10g，葛根15g，丹参15g，川芎10g，白芷10g，牡丹皮10g，钩藤10g（后下），菊花10g，延胡索10g，地龙6g。水煎服，日1剂。临床还可根据患者情况随症加减：阴虚甚者可加太子参、沙参，夜寐不佳者加首乌藤，头痛甚者加藁本，肝肾不足者加牛膝、杜仲等，阴虚火旺加黄柏、知母，血瘀甚者加桃仁、红花。

## （二）验案举例

验案1：黎某，女，70岁，2004年11月12日初诊。

患者有高血压病史11年，一直未予系统治疗，血压最高达210/115mmHg。6年前开始头痛，口服硝苯地平缓释片、尼莫地平片，症状可稍缓解。因服药不规律，血压控制欠佳，症状反复发作，伴有胸闷气紧、头晕，纳呆，夜寐差，二便正常。舌暗，苔薄白，脉沉涩无力。

中医诊断：头痛（气虚血瘀）。

西医诊断：高血压3级。

治则：益气活血，通络止痛。

处方：党参 20g，黄芪 30g，白术 15g，茯苓 15g，甘草 6g，丹参 15g，川芎 10g，白芷 10g，赤芍 15g，延胡索 10g，地龙 6g，钩藤 10g（后下）。6 剂，水煎服，日 1 剂。

二诊：患者头痛明显减轻，活动后稍有胸闷、气紧，血压控制平稳，脉象较前有力。继服原方 15 剂，头痛、头晕已愈，纳食增加，夜寐安。嘱其规律服用降压药，并以补中益气丸长期调养。

按：该患者有高血压病史 11 年，症见头痛、头晕、胸闷，纳呆，舌暗，苔薄白，脉沉涩无力，是为气虚血瘀证，以益气活血之中药配合西药降压，血压控制平稳。

验案 2：吴某，男，62 岁，2003 年 8 月 21 日初诊。

头痛反复发作 2 年，加重 3 个月。患者既往有高血压病史 4 年，间断服用吲达帕胺片、卡托普利片等降压药，血压波动在 142～175/75～86mmHg。2 年前开始头部隐痛，劳累后明显，休息可缓解，症状反复发作。近 3 个月来，上述症状明显加重，伴有胸闷气短，心烦口干，夜寐多梦，二便正常。舌暗红，苔少，脉细数。

中医诊断：头痛（气阴两虚夹血瘀）。

西医诊断：高血压 2 级。

治则：益气养阴，活血通络，止痛。

处方：党参 20g，太子参 15g，麦冬 15g，五味子 10g，玉竹 15g，甘草 6g，丹参 15g，川芎 10g，白芷 10g，牡丹皮 10g，延胡索 10g，地龙 6g，钩藤 10g，菊花 10g。4 剂，水煎服，日 1 剂。

二诊：药后头痛大减。继以上方加减，再进 10 剂

李锡光

而愈。

按：本案患者头痛难解，伴胸闷不适，心烦口干，多梦，舌暗红，苔少，脉细数，此为气阴两虚夹有血瘀，属本虚标实之证，治宜标本兼治，不可偏废。

验案3：陈某，女，46岁，干部，2001年6月17日初诊。

患者因工作压力较大，十分劳累而渐感周身倦怠乏力，头重、头痛，如休息较好则症状稍轻。头痛严重时伴有恶心呕吐。开始疑诊为脑肿瘤，后经脑CT、脑电图检查均未见异常，最后确诊为血管神经性头痛。现症见：头痛、头重，胸脘满闷，精神疲倦，头痛发作严重时伴恶心呕吐，口苦，纳呆，舌苔白腻，脉弦滑。

中医诊断：头痛（痰浊阻窍）。

西医诊断：血管神经性头痛。

治则：燥湿化痰，理气止痛。

方药：半夏白术天麻汤加减。

半夏10g，白术12g，天麻10g，陈皮10g，茯苓15g，甘草6g，生姜5片，大枣5枚，白蒺藜10g，白芍12g，山楂10g。6剂，水煎服，日1剂。

二诊：药后头晕明显减轻，继以前方调理。10剂，水煎服，日1剂。

按：本案患者劳倦伤脾，脾失健运，痰湿内生，痰浊上扰，阻遏清阳，故发为头痛。李杲云："足太阴痰厥头痛，非半夏不能疗，眼黑头旋，风虚内作，非天麻不能除。"治宜健脾化痰，理气止痛，方用半夏白术天麻汤加减，取效甚捷。

验案 4：罗某，女，48 岁，2004 年 5 月 17 日初诊。

后枕部疼痛反复发作 3 年，再发加重 1 周余。患者自诉 3 年前春季曾涉寒远行，遂患头痛。后脑勺常感发凉，颈项部强痛，夜间尤甚，全身乏力，懒言，困倦，喉间堵塞憋胀，胸痹，时有恶心，纳少，夜寐差。舌紫暗，苔黄腻，脉沉细。

中医诊断：头痛（痰瘀交阻）。

治则：活血祛瘀，化痰通络。

处方：桃仁 10g，红花 6g，黄芪 20g，当归 15g，川芎 10g，地龙 6g，陈皮 10g，枳实 10g，竹茹 10g，法半夏 10g，茯苓 15g，甘草 6g，白芷 10g，延胡索 10g，桔梗 10g，牛膝 15g，砂仁 10g。6 剂，水煎服，日 1 剂。

二诊：药后上症减轻，舌紫暗，苔黄略腻，脉沉细。上方去桔梗，加首乌 15g。6 剂，水煎服，日 1 剂。

按：痰浊阻于太阳脑络，故头痛不解，头痛日久；且位置固定不移，入夜尤甚，是为血瘀之象。舌紫暗，苔黄腻，脉沉细，舌质和舌苔同时改变，可辨为痰瘀同病，治宜活血祛瘀，化痰通络，痰瘀同治方愈久病顽疾。方用桃红四物汤合温胆汤加减。桃红四物汤养血活血祛瘀；温胆汤清热化痰，理气和胃。二者一祛血瘀，一化痰湿。川芎活血行气，祛风止痛；白芷具有祛风解表、燥湿、止痛的作用；地龙散瘀通络，搜剔息风。诸药合用，共收奇效。

验案 5：温某，男，29 岁，2006 年 7 月 8 日初诊。

患者平素身体健康。3 天前突然出现头痛，发热，热势

111

不高，但头痛剧烈，以头后部为主，不咳无痰，咽喉疼痛，口渴欲饮，小便黄。舌尖红，苔微黄，脉浮数。

中医诊断：头痛（风热头痛）。

西医诊断：上呼吸道感染。

治则：疏风清热止痛。

处方：桑叶10g，菊花10g，蔓荆子10g，杏仁10g，连翘10g，甘草6g，薄荷8g（后下），知母10g，川芎10g，白芷10g。3剂，水煎服，日1剂。

二诊：药后头痛大减，无发热，咽部不适，继用上方3剂而愈。

按：本案患者头痛为外感风热所致，火热之邪，其性炎上，上扰清窍，故头痛而胀。治宜疏风清热，和络止痛，6剂而愈。

验案6：柴某，男，38岁，2004年12月10日初诊。

患者平时脾气暴躁，急躁易怒。近1周来，头痛如劈，面赤心烦，口干口苦，失眠易惊，舌赤苔黄，脉弦数。

诊断：头痛（肝郁化火，上扰清窍）。

治则：清热降火，平肝息风。

处方：龙胆6g，山栀子10g，黄芩10g，玄参12g，麦冬10g，生地黄10g，磁石30g（先煎），蔓荆子10g，菊花10g，红花6g，白芍12g，赤芍12g。5剂，水煎服，日1剂。

二诊：患者仍头痛，右侧胁部作痛，口干口苦减轻。舌红苔黄，脉弦细。此火势渐平，但肝郁未解，仿柴胡疏肝散意疏肝行气，和血止痛。

处方：川芎10g，木香6g，柴胡12g，枳壳10g，白芍

12g，当归 10g，红花 6g，郁金 10g，白芷 10g，黄芩 10g，蔓荆子 10g，竹茹 10g。5 剂，水煎服，日 1 剂。

三诊：稍感头痛，心情平静，不烦躁，头晕眼花，睡时易醒，饮食增加，大便已通。舌红苔少，脉弦细。肝火已平，脉络亦畅，但肝阴不足，治宜滋阴养血疏肝。

处方：生地黄 12g，熟地黄 15g，当归 10g，白芍 10g，山茱萸 12g，女贞子 10g，牡丹皮 10g，茯神 12g，珍珠母 30g，川芎 10g，蔓荆子 10g。6 剂，水煎服，日 1 剂。

四诊：头昏、头痛止，惟睡眠有梦，苔薄，脉弦细，仍以原法再进上方 5 剂。

按：肝为"将军之官"，性喜条达，郁久则化火；肝主疏泄，滞久则血瘀；肝属木，木郁则克土。患者因肝郁化火，上扰清空致头痛失眠，故以苦寒直折其火，次用活血通络，最后肝火已平，阴虚之本显露，以归芍地黄汤加减滋养肝肾而收功。

# 高脂血症

高脂血症，是一种中老年人常见的脂代谢紊乱综合征，与动脉粥样硬化、冠心病、脑血管病、肥胖、脂肪肝等病的发生发展关系密切。

高脂血症的临床表现颇为复杂，有些患者只表现在形体肥胖上，有些患者则症状较多，如头晕目眩、胸闷心悸、体倦乏力、动则气短等，也有相当一部分患者无自觉症状，

李锡光

给中医辨证治疗带来一定困难，临床诊断主要靠化验检查。从部分病例的主要症状来看，可归属于中医学"眩晕""胸痹""中风"等病证的范畴；但从其病机来分，多将此归属于"血浊""痰浊""瘀血"的范畴。其主要病理症结在于代谢紊乱，脂质堆积，壅塞脉道，气血不通。

## 一、病因病机

李锡光教授在长期的临床实践中，根据高脂血症的临床表现，将部分患者的发病特点与辅助检查结果综合起来观察分析，提出"高血脂为血中的痰浊"的见解，主张对高脂血症以痰浊论治。从临床所见，高脂血症多发生于饮食不节者和脑力劳动者。盖过食肥甘厚味，脾胃受损，中焦受阻，痰浊内生，土壅木郁，而致肝之疏泄升发失常。脑力劳动者，则因用脑过度，思虑忧郁，情志失调伤及肝脾，脾伤气结，运化失职，肝伤气郁，气机不畅，最终可导致肝脾失调。

《血证论》说："肝主藏血……其所以能藏之故，则以肝属木，木气冲和条达，不致遏郁，则血脉得畅。"肝病则不能藏血和疏泄，致使气血失和，血脉不畅，气滞血瘀。肝郁常横克脾土，使脾运失职，滋生痰浊。日久痰浊与瘀血互结，滞于血脉中。临床生化检查发现，高脂血症患者多有血清混浊和血液流变学改变，与中医学气滞血瘀、痰瘀互结的病理变化有相似之处。

无论是嗜食肥甘厚味、情志不舒，还是脏腑功能失调，均可导致水液代谢障碍，造成水湿停聚，湿蕴生痰，痰郁化热，日久伤及血脉。水湿、痰热混杂血中，导致血行不畅，痰血内阻，而痰湿热瘀形成后又可影响津液之生成、转输及代谢，导致疾病的演变和发展。

因此，本病为本虚标实的疾病，在本为气血亏虚、津液不足，在标为湿热、痰浊、瘀血。其成因在于脏腑功能失调，主要责之于肝、脾，但是它们并非平等地起作用，二者之间还有主次之分，李锡光教授认为，其病位主要在脾（胃），与肝相关。脾主水谷精微的运化输布，若脾不健运，水谷精微输化失常，形成痰湿脂浊，注入血液，就会致血脂升高。脾是影响脂浊成化之关键，脾的运化功能失常是引起高脂血症的重要病机。而脾的运化功能健全，有赖于肝的疏泄功能正常。肝主疏泄，一方面可使脾胃升降有序，运化有度；另一方面，胆汁的分泌和排泄正常，有助于饮食物的消化吸收，若其排泄失常，一旦肥腻食物入胃，则难以消化吸收，形成痰浊，则可致血脂升高。痰浊既成，痰为阴邪，其性黏稠，留伏遏阻，滞涩不散，阻滞气机，气滞则血行不利，阻滞于脏腑经络，进而形成瘀血，是由痰致瘀也，故后期多为痰瘀同病。高脂血症由痰浊、脾虚、肝郁发展到血瘀，是病情加重，演变为心脑血管疾病的征象。

## 二、证治经验

### （一）治法方药

本病治疗原则是标本同治，攻补兼施。治法为调整脏

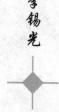

115

腑功能，补脏腑之不足，化痰湿，祛瘀血，以推动血液运行。补虚、化痰、行瘀是治疗高脂血症的基本方法，但健脾化痰应放在首要位置，以绝其生痰之源。根据高脂血症的病因病机，李锡光教授自拟调脂胶囊治疗高脂血症。

处方：生首乌20g，党参15g，白术10g，茯苓15g，姜半夏10g，炙甘草10g，枳壳10g，陈皮6g，丹参15g，赤芍15g，荷叶10g，川芎10g，山楂15g。

本方消痰泄浊，活血通脉，用于高脂血症痰浊阻遏证。症见形体肥胖，头晕头重，胸闷心悸，动则气短，体倦乏力，肢麻沉重，腹胀不适，纳呆口黏，舌苔滑腻，脉弦滑。

方解：方中以生首乌为君药，以党参、白术为臣药，佐以茯苓、姜半夏、枳壳、陈皮、山楂、荷叶、丹参、赤芍、川芎、甘草，甘草兼为使药，共成消痰泄浊、活血通脉之剂。生首乌，有润肠通便、消痰降浊之功，其用量重，为方中之君药。盖"脾为生痰之源"，故治痰先补脾，脾复健运之常而痰自化矣，故方中又以党参、白术健脾以化痰浊。二药合用，使脾胃健运，饮食水谷之精微能化生气血，水湿运化正常，则不致聚湿生痰，共同加强君药治疗高脂血症的功效，为方中之臣药。茯苓，甘能益脾，淡渗利湿；姜半夏，有燥湿化痰、消痞散结之功。茯苓与党参、白术、半夏合用，则健脾渗湿、化痰泄浊之功更著。盖人体津液的正常运行，有赖于气的推动作用，气机调畅，水津四布，则无痰患，如气机阻滞，则津液失布，聚湿生痰，故又以陈皮、枳壳理气健脾，燥湿化痰。痰浊之既成，其性黏滞，留伏遏阻，阻滞气机，气滞则血行不利，阻滞于脏腑经络之间，易形成瘀血，故方中加入活血祛瘀之品。丹参、赤芍活血祛瘀，川芎活血行气。又因高脂血症的发生多与过食肥甘有关，故方中再加消食导滞之品。山楂善消肉食之积滞，并有活血散瘀之功；荷叶升清气，助运化，有开胃消食、利中之功；炙甘草益气健脾。以上各药，从不同方面佐助君臣药健脾益气，消痰泄浊，活血通脉，共为方中之佐药。炙甘草，调和诸药，功兼方中之使药。诸药合用，共奏消痰泄浊、活血通脉之功。

## （二）验案举例

验案1：钟某，女，57岁，退休干部，2005年3月21日初诊。

体检发现血脂升高半年。半年前单位体检发现血脂升高，无自觉症状。曾反复服用阿托伐他汀、非诺贝特，每次服药1个月后血脂即下降至正常，但停药不久则又上升。反复几次，患者失去信心，遂求助于中医。现症见：神清，形体正常，无头晕、头痛，无胸闷、心悸，饮食稍减少，大便溏烂，每日一行。既往身体健康，无药物、食物过敏史。家族无类似病史。检查：体温36.5℃，呼吸18次/分，脉搏70次/分，血压105/78mmHg，心肺体格检查未见异常。舌暗，苔白腻，脉滑。血脂检查：总胆固醇7.4mmol/L，甘油三酯4.2mmol/L，低密度脂蛋白3.5mmol/L，高密度脂蛋白1.12mmol/L。

中医诊断：血浊（脾胃气虚，痰瘀互结）。

西医诊断：高脂血症。

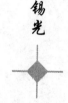

117

治则：健脾消痰，活血通脉。

处方：生首乌20g，党参15g，白术10g，茯苓15g，姜半夏10g，炙甘草10g，枳壳10g，陈皮6g，丹参15g，赤芍15g，荷叶10g，川芎10g，山楂15g。6剂，水煎服，日1剂。

二诊：自觉食欲增加，大便正常，精神较前好，舌暗，苔白，脉滑。继服上方20余剂，复查血脂，总胆固醇、甘油三酯、低密度脂蛋白均在正常范围，且体重减轻1公斤。

按：本案患者体检发现血脂升高，虽临床无头晕、心悸、胸闷等相关症状，体格检查亦无阳性体征，但饮食稍差，大便溏烂，舌暗，苔白腻，脉滑，综合脉证，辨证为脾胃气虚，痰瘀互结，用调脂胶囊，易胶囊为汤剂，标本同治，攻补兼施，血脂平稳下降，且体重较前减轻，取得了满意的效果。

验案2：廖某，男，48岁，2002年9月10日初诊。

全身皮下出现脂肪瘤10余年。患者10余年前发现两侧大腿皮下出现包块，开始如花生米大，推之可移，不疼不痒，未注意，此后包块逐渐增多，发展到双侧上肢、腹部等其他部位，并逐渐增大，其大者如鸡蛋，小者如黄豆，质硬，尤以四肢皮下居多。5年前开始四处求医，曾在多家西医院就诊，诊断为多发性脂肪瘤，先后3次手术治疗，但每次都是术后不久即复发，且数量更多，万般无奈之下，遂来求治。既往有高血压病史10余年，以舒张压升高为主，时头痛，胸闷，精神倦怠，纳可，二便调。舌红，苔黄，脉弦。检查：血压146/94mmHg，神清，体型稍胖，全身皮下可扪及大小不一的包块，推之可移，无压痛，两肺呼吸音清晰，呼吸 80 次 / 分，律齐，未闻及杂音，下肢无水肿。嗜好烟酒，对磺胺药过敏。肝肾功能、空腹血糖在正常范围，血液流变学提示血黏度升高。血脂检查：总胆固醇 6.94mmol/L，甘油三酯 3.21mmol/L，低密度脂蛋白 2.45mmol/L，高密度脂蛋白 0.98mmol/L。心电图示：窦性心律，左室高电压。

中医诊断：痰核（痰瘀阻络）。

西医诊断：高脂血症；多发性脂肪瘤。

治则：健脾祛湿，活血化痰。

处方：法半夏 10g，陈皮 6g，茯苓 15g，甘草 9g，竹茹 9g，枳实 12g，丹参 15g，赤芍 15g，白芷 12g，川芎 12g，葛根 20g，女贞子 15g，菊花 10g，山楂 15g，荷叶 15g。14 剂，水煎服，日 1 剂。

二诊：药后皮下硬结如前，但精神转佳，夜寐好，自我感觉较前好。舌红，苔白腻，脉弦。上方加白芥子 10g、生首乌 20g。20 剂，水煎服，日 1 剂。

三诊：复查血脂：总胆固醇 5.3mmol/L，甘油三酯 2.2mmol/L。自觉精神较好，饮食、二便正常，皮下脂肪瘤部分变小、变软。守上方治疗。

四诊：偶有头晕，无头痛，胸闷，皮下脂肪瘤继续缩小，变软，尤以上肢明显。舌质红，苔黄微腻，脉弦。守上方治疗。

后嘱其以调脂胶囊口服维持半年，自觉皮下脂肪瘤明显缩小，大部分消失，且不再复发增多。

按:《医宗金鉴·外科心法要诀》曰:"结核即同果核形,皮里膜外结凝成,或由风火气郁致,或因怒火湿痰生。"书中还指出治宜行气化痰。本案患者头痛、胸闷,精神倦怠,形体肥胖,乃脾虚湿痰内生,湿痰气郁凝结为痰核而散发全身,发无定处,酷似《医宗金鉴》所描述的"结核"。治宜消痰泄浊,活血通脉,软坚散结,初治时有痰浊化热之象,故先以温胆汤清化热痰,二诊时症状稍有缓解,加白芥子利气散结,最后以调脂胶囊善后巩固疗效。

验案3:伍某,女,59岁,退休干部,2006年5月22日初诊。

体检发现血脂升高半个月。患者于半个月前单位体检时发现胆固醇、甘油三酯升高,因不愿服用西药而求诊于中医。现症见:无头晕、头痛,无胸闷、气紧,纳少,大便溏烂。既往身体健康。查体:血压108/64mmHg,神清,身体肥胖,两肺呼吸音清晰,无干湿啰音,心率78次/分,双下肢无水肿。舌暗,苔白腻,脉滑。辅助检查:总胆固醇6.9mmol/L,甘油三酯2.9mmol/L。

中医诊断:血浊(脾虚夹湿)。

西医诊断:高脂血症。

治则:健脾益气,化痰化湿。

处方:党参20g,茯苓15g,白术15g,甘草10g,陈皮10g,法半夏12g,山楂10g,荷叶10g,制首乌15g,薏苡仁20g,神曲10g。6剂,水煎服,日1剂。

二诊:药后感觉身体轻松,余无变化,舌脉同前。守上方,6剂,水煎服,日1剂。

三诊：腻苔渐退，食欲增加。继予前方调理，3个月后复查血脂，均在正常范围。

按：本案患者体检发现血脂升高，临床表现较少，但依据舌象、脉象可辨证为脾虚湿困，故以六君子汤为主方加减，山楂、荷叶为李锡光教授治疗高脂血症习用之品。俾痰湿得化，血浊得清。

# 不 寐

不寐，即通常所谓"失眠"，是指经常夜不成寐，严重时彻夜不眠。临床主要表现为睡眠深度的不足以及时间的不够，轻者入睡困难，或寐而不酣，时寐时醒，或醒后不能再寐，严重者则彻夜不寐，影响人们的正常工作、生活、学习甚至身体健康。

## 一、病因病机

李锡光教授认为，心主神明，神不安则不寐，故不寐病机主要在心。当然，也有涉及其他脏腑的，如忧思过度，神失所养致失眠，为心脾同病；痰食中阻，胃中不和致失眠，为心胃同病；肾阴不足，不能上济心火，致火扰神动，烦而不寐，则为心肾同病。造成不寐的原因虽然很多，但李锡光教授认为，最常见的原因是心神失养，或邪扰心神。

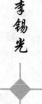

李锡光

## 二、证治经验

### （一）治法方药

李锡光教授认为，临证除要辨清脏腑所属外，还宜辨清寒热虚实。本病偏虚、偏热，以虚热最多见，其他则较少。阳主动，阴主静，阴虚血少，多为虚热，虚热内生，扰动心神，可见烦热不安；气虚阳虚，阳气不足，阴寒内生，其证属阴，必见身静不燥。所以不寐辨证时应重点观察有无心烦，兼心烦的属虚热证，不心烦的属虚寒证，其舌脉则与一般虚证相同。痰食阻滞者属实证，其症见胸闷脘胀，脉滑苔腻，积滞最易生热，所以也以实热证居多。

李锡光教授认为，治疗不寐，当抓住其偏虚偏热的特点，重在清热养阴，滋补肝肾。阴虚火不旺者，多选天王补心丹，以养血安神，清热除烦；阴精亏虚，虚火旺盛者，宜滋阴补肾，多选朱砂安神丸，以镇心安神，泻火养阴；也有些选酸枣仁汤，以养心安神，清热除烦。李锡光教授认为，上述方剂均可养心安神，区别在于清热力度稍有不同，不足之处是都缺少滋补肾阴的药物。李锡光教授认为，不寐的病机多偏虚偏热，而老年人多有肾阴亏虚，肾水不能上济心火，故治疗老年人不寐时应注意滋补肾阴，如此方能药证相符，收得良效。尤其对于那些有腰膝酸软、潮热盗汗、头昏眼花等症状的阴虚火旺者更应加强滋阴补肾之力。此外，痰火扰心者，宜清心宁神，可用温胆汤；食积不化者，宜保和丸消食导滞，积滞除而神自安。

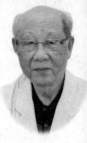

## （二）验案举例

验案 1：张某，女，38 岁，工人，2004 年 3 月 29 日初诊。

失眠、头晕反复 2 年。患者 2 年前无明显诱因出现失眠，逐渐加重，有时彻夜难眠，休息不好则第 2 天头目眩晕，容易心悸，纳少，精神差，胸闷不畅。舌暗苔根厚腻，脉弦细。

中医诊断：不寐（气阴两亏，痰热扰心）。

西医诊断：睡眠障碍。

治则：益气养阴，清热化痰。

处方：党参 15g，麦冬 10g，五味子 6g，陈皮 10g，法半夏 10g，枳实 10g，竹茹 10g，茯神 15g，甘草 6g，钩藤 10g（后下），生龙骨 30g（先煎）。5 剂，水煎服，日 1 剂。

二诊：药后稍能入睡，胸膈较畅，但仍感头晕、神疲，肢软乏力。舌红，苔微黄，脉弦细。上方加滋养肝肾之品。

处方：党参 15g，麦冬 10g，五味子 6g，陈皮 10g，法半夏 10g，枳实 10g，竹茹 10g，茯神 15g，甘草 6g，钩藤 15g（后下），枸杞子 12g，制首乌 12g，女贞子 10g。4 剂，水煎服，日 1 剂。

三诊：夜寐转宁，头晕未减，口干。舌暗红，苔薄，脉弦细数。治宜益气养阴，滋养肝肾。

处方：党参 20g，太子参 15g，麦冬 15g，五味子 10g，沙苑子 10g，女贞子 10g，首乌 15g，酸枣仁 10g，黑芝麻 10g，竹茹 10g，白芍 10g，陈皮 10g。7 剂，水煎服，日

1剂。

按：本案系气阴两虚，虚火上扰，兼有痰热，肝肾阴亏，水不涵木，致肝阳上扰，乃虚中夹实之证。治疗上当先清热化痰，用温胆汤加减；热清而痰化，则宜顾其本，继以益气生津，滋养肝肾；最终痰热清而神明安，滋肝肾则内风息，失眠得愈。

验案2：孙某，男，41岁，2004年5月23日初诊。

患者因长期酒食无节、工作劳累而渐感周身乏力，精神不能集中，头昏脑涨，夜寐不安，进而饮食无味，胃脘胀闷，夜不能寐，每夜只能入睡3个小时左右。在某医院诊为神经官能症，每天要靠安眠药才能入睡。现症见：形体肥胖，精神萎靡，舌质淡红，舌苔滑腻，脉弦滑。

中医诊断：不寐（痰浊上蒙清窍）。

西医诊断：神经官能症。

治则：化痰清热，健脾和胃安神。

方药：二陈汤合保和丸加减。

陈皮10g，法半夏12g，茯苓15g，甘草6g，生姜10g，焦白术12g，焦神曲10g，焦麦芽10g，焦山楂10g，连翘10g，莱菔子10g。5剂，水煎服，日1剂。

二诊：身疲乏力、胃脘胀闷好转，舌苔转白滑，仍时失眠，纳呆。上方去连翘、莱菔子，加炒酸枣仁10g、五味子6g、远志6g。

再服5剂后，诸症消失，夜间已能安睡6小时。嘱其继服9剂，巩固疗效。半年后随访，已如常人。

按："胃不和则卧不安"，患者长期思虑劳倦，酒食无节，损伤脾胃而致脾失健运，湿痰内生，壅遏中焦，以致胃气不和而卧不安，神不得宁。二陈汤化痰利湿，保和丸消食化积、和胃清热，佐以焦白术健脾醒脾，最后加酸枣仁、远志安神定志，故而收效。

验案 3：韦某，女，59 岁，2005 年 8 月 14 日初诊。

患者有高血压、2 型糖尿病病史 13 年，近 2 年来失眠多梦，夜间容易惊醒，醒后再难入睡，健忘，尤其是近期记忆力明显减退，刚说过的话转身即忘，头晕目眩，耳鸣，有时夜间盗汗，大便干结。舌红苔黄，脉弦细数。

中医诊断：不寐（肝肾阴虚，肝阳上亢）。

西医诊断：睡眠障碍。

治则：滋养肝肾，平肝息风。

方药：天麻钩藤饮加减。

天麻 10g，菊花 10g，钩藤 15g（后下），生地黄 15g，黄芩 10g，决明子 20g（先煎），女贞子 10g，杜仲 10g，白芍 10g，竹茹 10g，首乌藤 15g，橘红 10g，茯神 15g。4 剂，水煎服，日 1 剂。

二诊：头晕、耳鸣略有减轻，睡眠不见改善，舌红苔黄，脉弦细。上方去橘红，加龟甲 15g（先煎）、生龙骨 30g（先煎）。5 剂，水煎服，日 1 剂。

三诊：眩晕继续减轻，耳鸣未作。心肾阴血得养，故夜寐转宁，夜间睡眠质量较前提高。但口干而苦，食纳不多，大便仍干结，舌红苔微黄，再以滋阴清肝，佐和胃气为治。

处方：生地黄 20g，玄参 15g，麦冬 10g，杜仲 10g，

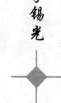

125

白芍 15g，菊花 10g，黄连 6g，竹茹 10g，砂仁 10g，山楂 10g。5 剂，水煎服，日 1 剂。

四诊：药后食纳增进，夜能安睡，再予知柏地黄丸调理 3 个月。

按：本案为阴虚阳亢之证，水亏于下，火炽于上，水火不济，心阳偏亢，心神不宁，故不寐；水亏阴虚，骨髓不充，脑髓失养，则头晕、耳鸣、记忆力减退。首以平肝息风立法，佐清心热。服后，症状未见明显改善，二诊加龟甲滋阴潜阳，加生龙骨重镇安神，方得夜寐转宁，最后予知柏地黄丸巩固疗效。

验案 4：孙某，男，42 岁，2006 年 4 月 5 日初诊。

患者平时脾气暴躁，近 2 个月因工作紧张、劳累，无法放松，睡眠渐差，渐至彻夜难眠，白天精神紧张、容易生气。曾在多个医院诊治，诊为焦虑症，服帕罗西汀、乌灵胶囊、七叶安神片等中西医药物无效，亦曾服中药，具体方药不详，无效。最近半个月服用氯硝西泮，每晚需服 3～4 片才能睡 1～2 小时。患者茶饭不思，身体逐渐消瘦，工作经常出差错，思想不集中，记忆力减退，常无故发怒，慕名求诊于李锡光教授。现症见：入夜难眠，胡思乱想，心烦，心慌，胸闷不适，口干口苦，小便短黄，大便 2～3 日一行。舌红苔黄腻，脉滑数。

中医诊断：不寐（气郁化火，痰火扰心）。

西医诊断：睡眠障碍。

治则：清肝泻火，理气化痰。

方药：黄连温胆汤加减。

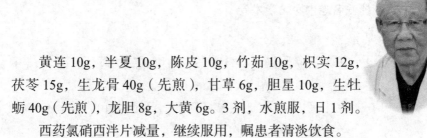

　　黄连 10g，半夏 10g，陈皮 10g，竹茹 10g，枳实 12g，茯苓 15g，生龙骨 40g（先煎），甘草 6g，胆星 10g，生牡蛎 40g（先煎），龙胆 8g，大黄 6g。3 剂，水煎服，日 1 剂。

　　西药氯硝西泮片减量，继续服用，嘱患者清淡饮食。

　　二诊：药后诸症减轻，能睡 3～4 小时，信心增强。舌红苔黄腻，脉滑数。效不更方，继拟上方 4 剂，并嘱患者停服西药。

　　三诊：患者不服西药，每晚可睡 4～5 小时，思想能集中，可正常工作，口干口苦明显缓解，大便稍干，每日一行，黄腻苔较前消退。上方去生龙骨、生牡蛎、大黄，加西洋参 10g（另煎），再服 6 剂，后以丹栀逍遥散调服 1 个月，诸症消失。

　　按：郁怒伤肝，肝失条达，气机不畅，日久郁而化火，灼津为痰，痰火扰心而致心神不宁，阴阳失调，阳不入阴则失眠。《古今医统大全》谓："痰火扰乱，心神不宁，思虑过伤，火炽痰郁而致不眠者，多矣。"《景岳全书》云："偶为痰火所致，不得眠者，宜先用滚痰丸，次用安神丸、清心凉膈之类。"临床中当师其法，而不泥其方，据证遣药，故以黄连温胆汤加胆星以去顽痰，加大黄泄热通腑，加生龙骨、生牡蛎镇心安神。除药物治疗外，应注意起居有时，忌食肥甘厚腻之品。

　　验案 5：李某，男，51 岁，干部，2006 年 8 月 24 日初诊。

　　患者平时外出应酬多，经常饱餐多食，尤其嗜酒。本周连续 4 天出去应酬，现失眠多梦，白天则头晕、头昏、胸闷，胃脘胀满，口气秽热，时呃逆，大便干。舌暗，苔厚腻，脉弦滑。

中医诊断：不寐（痰热阻中，胃气不和）。

西医诊断：睡眠障碍。

治则：祛痰清热，和胃安神。

方药：温胆汤加减。

竹茹 10g，枳实 10g，陈皮 10g，法半夏 10g，远志 10g，茯苓 20g，山楂 10g，炒鸡内金 10g，首乌藤 15g，柏子仁 10g，黄连 6g，莱菔子 12g，甘草 6g。5 剂，水煎服，日 1 剂。

二诊：药后胸闷、头晕明显减少，睡眠稍改善，舌暗，苔白厚腻，脉弦滑。宗原法以温胆汤加减。上方去炒鸡内金、莱菔子，加川芎 10g。5 剂，水煎服，日 1 剂。

三诊：药后胸闷、头晕消失，觉胸膈舒畅，入夜能寐，但胃脘胀满，食后更甚。苔白，厚腻苔消退，脉弦滑。此为痰热渐解，而脾胃气虚之象显露，治以健脾和胃，佐养心安神。方以六君子汤加减。

处方：党参 20g，白术 15g，茯苓 15g，甘草 6g，法半夏 10g，陈皮 10g，郁金 10g，丹参 15g，远志 10g，酸枣仁 10g，木香 6g（后下），枳壳 10g。6 剂，水煎服，日 1 剂。

药后诸症基本消失，嘱其改变生活习惯，减少应酬，服香砂六君丸调理善后。

按：本案系食滞胃脘，中焦痰阻，胃失和降，气机阻滞，郁而化热，"胃不和则卧不安"，故不寐。头晕胸闷，苔厚腻，脉弦，是痰热内阻的征象。方以温胆汤加减，祛

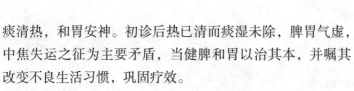

痰清热，和胃安神。初诊后热已清而痰湿未除，脾胃气虚，中焦失运之征为主要矛盾，当健脾和胃以治其本，并嘱其改变不良生活习惯，巩固疗效。

验案6：覃某，女，55岁，机关干部，2006年6月10日初诊。

患者长期从事文字工作，经常加班至深夜写材料。近1年来渐觉精神恍惚，思想不能集中，夜间难以入睡，每遇思考问题则头晕，最近半个月甚至不能坚持工作，饮食减少，曾至多家西医院就诊，考虑神经衰弱，予谷维素、复合维生素B片、补肾安神口服液等药物口服，效果不显。现症见：面色苍白，肢软乏力，动则气短、自汗出，食后腹胀，大便溏烂。舌淡，苔薄白，脉沉细。

中医诊断：不寐（心脾两虚）。

西医诊断：睡眠障碍。

治则：健脾益气，养心安神。

方药：归脾汤加减。

党参15g，黄芪20g，当归10g，白术10g，茯神15g，炙甘草10g，酸枣仁10g，远志10g，龙眼肉10g，五味子6g，麦冬12g，制首乌12g。7剂，水煎服，日1剂。

二诊：气短渐平，入夜稍能入睡，仍易汗出，大便溏。唇舌淡白，脉沉细。上方加浮小麦30g。6剂，水煎服，日1剂。

三诊：药后夜间睡眠质量明显提高，虚汗减少，但仍不能坚持正常工作，食欲欠佳，舌淡脉细，仍宜补气养血，健脾和胃。

处方：党参15g，黄芪20g，白术15g，茯神15g，白芍12g，当归10g，龙眼肉10g，木香6g（后下），远志10g，陈皮10g，山楂10g，炒麦芽10g。7剂，水煎服，日1剂。

按：本案患者夜不能安睡，气短，自汗出，头晕乏力，唇舌淡白，脉沉细，系思虑过度，劳伤心脾。脾气亏虚，则食少便溏，气短乏力；心失所养，则头晕、自汗；失眠、唇舌淡白、脉细均为气血不足之象。治以健脾益气，养血安神，方选归脾汤加减。二诊因虚汗较多，加浮小麦益气止汗，收得良效。

验案7：张某，男，67岁，2004年8月9日初诊。

失眠反复发作10年，加重1周。患者近10年来经常失眠，白天精神差，头部发胀，曾多方求医无效，病情时轻时重。1周来，失眠加重，夜不能寐，伴手足心热，纳可，大便结，1～2日一行，小便正常。现症见：表情痛苦，情绪烦躁，舌暗淡，苔根薄黄，脉沉细。

中医诊断：不寐（气阴两虚，肝肾不足）。

西医诊断：睡眠障碍。

治则：益气养阴。

处方：党参20g，麦冬10g，五味子10g，丹参15g，牡丹皮15g，首乌藤10g，生龙骨40g（先煎），生牡蛎40g（先煎），远志10g，酸枣仁15g，白芍15g，甘草6g，延胡索10g，白术15g，金银花10g。3剂，水煎服，日1剂。

二诊：药后失眠稍好转，可入睡，但睡不沉，口渴多饮，喉中有痰，舌紫暗，苔根黄，脉沉。上方加败酱草

10g、竹茹 10g。6 剂，水煎服，日 1 剂。

三诊：药后睡眠继续好转，每夜间断可睡 3 ～ 4 小时，大便干，每日一行，舌暗红，苔薄黄，脉沉细。上方去白术、延胡索、败酱草，加枸杞子 12g、女贞子 10g。6 剂，水煎服，日 1 剂。

四诊：每夜间断可睡 4 ～ 5 小时，易惊醒，夜间有时感燥热，舌暗红，苔少，脉沉细。治疗仍宜益气养阴，滋肝补肾。上方生龙骨、生牡蛎均减至 25g，加浮小麦 15g。6 剂，水煎服，日 1 剂。

4 个月后，患者因他病再次就诊，诉 8 月就诊后，因症状明显改善，且经济上有一定困难，故未再复诊。现睡眠尚可，但劳累、紧张后睡眠质量仍差，嘱其服用天王补心丹继续调养。

按：失眠虽有虚有实，但肝肾阴虚是最重要的病机之一。本案患者长期失眠，伴手足心热，大便干结，为气阴两虚、肝肾不足之证，故开始治以益气养阴，最终以滋补肝肾调养善后。

验案 8：李某，男，30 岁，2006 年 8 月 23 日初诊。

失眠 4 年。患者 4 年前下岗，精神受到刺激，开始出现失眠，此后多方求治，服用多种中西医药物，效果不佳。近 2 年症状加重，有时彻夜不眠，伴脱发，腰部酸痛，下肢乏力，纳可，二便正常。现症见：神清，消瘦，面色萎黄，舌质暗，苔薄黄，脉沉细。

中医诊断：不寐（气阴两虚）。

西医诊断：睡眠障碍。

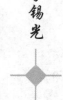

131

治则：益气养阴，宁心安神。

处方：党参 20g，麦冬 10g，五味子 10g，黄芪 20g，丹参 15g，陈皮 10g，法半夏 10g，茯苓 15g，藿香 10g（后下），佩兰 10g，制首乌 15g，川芎 10g，白芷 10g，远志 10g，酸枣仁 15g。6 剂，水煎服，日 1 剂。

二诊：失眠较前好转，仍乏力，腰部酸痛。舌尖红，苔黄，脉沉细。上方去远志、酸枣仁，加竹茹 10g、金银花 10g。6 剂，水煎服，日 1 剂。

按：本案患者因情志不遂而发病，渐至失眠、消瘦、乏力，舌暗苔薄黄，脉沉细，是为气阴两虚，心神不宁，故治宜益气养阴，宁心安神。

# 梅核气

梅核气的主要表现为胸中窒闷，咽中如有物梗塞，咳之不出，咽之不下，属于中医学"郁病"范围。梅核气多见于青中年女性，因情志抑郁而起病，自觉咽中有物梗塞，但无咽痛及吞咽困难。咽中梗塞的感觉与情志波动密切有关，在心情愉快、工作繁忙时，症状可减轻或消失，而当心情抑郁或注意力集中于咽部时，则梗塞感觉加重。

## 一、病因病机

李锡光教授认为，情志因素是梅核气的主要致病原因，但情志因素是否造成梅核气，除与精神刺激的强度及持续时间的长短有关以外，也与机体本身的状况有极为密切的关系。肝主疏泄，性喜条达，若忧思郁虑，愤懑恼怒，可使肝失条达，气机不畅，以致肝气郁结，横逆侮脾，脾失健运，聚湿生痰，气滞痰郁交阻于胸膈之上而成本病。因气为血帅，气行则血行，气滞则血瘀，气郁日久，使血液的运行不畅，会导致瘀血阻滞；久病不愈，耗伤脏腑的气血阴阳，演变而成为气血阴阳亏虚之虚证，同时又伴有气滞、血瘀、痰结等病理改变，而成为虚实夹杂之证。

## 二、证治经验

### （一）治法方药

理气开郁、调畅气机、怡情易性是治疗梅核气的基本原则。对于实证，首应理气开郁，并根据是否兼有痰结、瘀血等而分别采用祛痰、活血等法；虚证则应根据损及的脏腑及气血阴阳亏虚的不同情况而补之；对于虚实夹杂者，则又当视虚实的偏重而虚实兼顾。梅核气一般病程较长，用药不宜峻猛，实证用药应注意理气而不耗气，活血而不破血，祛痰而不伤正；虚证用药应注意补气而不过燥，滋阴而不过腻。除药物治疗外，精神治疗对梅核气也有极为重要的作用。解除致病原因，使患者正确认识和对待自己的疾病，增强治愈疾病的信心，可以促进梅核气的好转乃至痊愈。

### （二）验案举例

验案 1：吴某，男，40 岁，2005 年 11 月 11 日初诊。

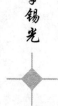

喉中异物感 20 年。患者自 1986 年起自觉喉中有异物，吞之不下，吐之不出，工作紧张时症状消失，情绪波动时感觉明显，严重时甚至感到窒闷难忍，但进食进水通畅，无发热，不咳嗽，自觉有痰，纳可，夜寐稍差，二便调。舌胖质淡暗，苔黄腻，脉沉细。曾多次行喉镜检查咽喉各部，亦曾行 X 线吞钡检查，均未见阳性发现。

诊断：梅核气（气虚夹痰瘀）。

治则：益气活血，理气化痰。

处方：党参 30g，黄芪 30g，茯苓 20g，白术 15g，炙甘草 10g，陈皮 10g，法半夏 10g，浙贝母 10g，柴胡 10g，香附 10g，丹参 15g，川芎 10g，白芷 10g，金银花 10g，莱菔子 10g。6 剂，水煎服，日 1 剂。

二诊：药后喉中异物感明显减轻，上方加砂仁 10g。6 剂，水煎服，日 1 剂。

三诊：上症继续好转，舌暗淡，尖红，苔薄黄，脉沉细。上方加枳壳 10g，最后改用丸剂，早中服香砂六君丸，晚上服逍遥丸，坚持半年，症状消失。

按：梅核气最常见的病因为情志不遂，肝气郁结，多发于壮年人，以女性居多，而本例为男性患者，亦因情志不畅，肝气郁结而成本病。久病不愈，乘脾犯胃，运化失司，津液不得输布，凝结成痰，痰气结于咽喉，故有喉中异物感。舌胖质暗淡，苔黄腻，为痰瘀互结之象。治宜益气活血，理气化痰，最后以中成药疏肝理气、健脾和胃收效。

验案 2：李某，女，37 岁，2005 年 12 月 8 日初诊。

喉中异物感半个月。患者半个月前因生气后自觉喉中有异物感，吐之不出，吞之不下。曾多次做喉镜检查，未见异常，纳少，夜寐差，二便调。无恶寒发热，无咳嗽咳痰。舌尖红，苔薄白，脉弦细。以往情绪波动时曾有类似发作。

诊断：梅核气（气阴两虚）。

治则：益气养阴，疏肝理气。

处方：甘草 10g，小麦 15g，大枣 10g，柴胡 10g，枳壳 10g，白芍 15g，丹参 15g，沙参 15g，党参 15g，茯神 15g，白术 10g，珍珠母 40g，香附 10g。6 剂，水煎服，日1 剂。

二诊：喉中异物感减轻，夜眠转好，唯纳食仍少，上方加山楂 10g。6 剂，水煎服，日 1 剂。

按：本案患者因情志不畅而致肝气郁结，耗伤气阴，治宜疏肝理气，益气养阴，方用甘麦大枣汤、四逆散、四君子汤合方加减。

# 肺　胀

肺胀是多种慢性肺系疾病反复发作，迁延不愈，导致肺气胀满，不能敛降的一种病证。临床表现为胸部膨满、胀闷如塞、喘咳上气、痰多、烦躁、心慌等，日久可见面色晦暗，唇甲发绀，脘腹胀满，肢体浮肿，严重者甚至会出现喘脱、昏迷、出血等危重证候。肺胀相当于西医学慢

135

性肺源性心脏病的失代偿期。

## 一、病因病机

李锡光教授认为，肺胀的发生多因肺系疾病迁延不愈，久病肺虚，或长期吸烟，致痰浊潴留，气还肺间，日久肺气壅滞，肺不敛降，胸膺胀满而成，每因复感外邪诱使病情发作或加剧。其病理改变一般早期以痰浊为主，渐而痰瘀并见，终至痰浊、血瘀、水饮错杂为患。病变首先在肺，继则影响脾、肾，后期及心。肺脏辅佐心脏治理、调节心血的运行，肺虚则不能行此功能，而心脉上通于肺，心气、心阳虚衰，亦无力推动血脉，则会导致血行涩滞，可见心动悸，脉结代，唇、舌、甲床发绀，严重者可出现神昏谵语、出血、喘脱等危重证候。

## 二、证治经验

### （一）治法方药

#### 1. 分阶段论治

本病分为缓解期及急性加重期，缓解期以肺肾两虚为主，夹有血瘀、痰浊，而急性加重期多以标实证突出，尤以痰浊明显，表现为明显的咳嗽咳痰、气喘。因此，急性期应遵照"急则治其标"的原则，治疗时宜先化痰浊，后顾其本，随其病机的变化灵活用药，切忌一成不变，固守成方。

#### 2. 重视活血化瘀法

由于本病病机首先为久病肺虚，宗气无力贯其血脉而

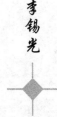

司呼吸，以致气虚血瘀，故其既有正气虚弱的一面，又有痰瘀伏肺的一面。因虚致实，虚实夹杂，其病理因素虽有痰浊、水饮与血瘀的不同，但在其发病的各个阶段，都可见不同程度的血瘀表现，如胸闷闷痛、爪甲青紫、胁下痞块、舌暗有瘀斑等，只是血瘀的程度不同而已。李锡光教授认为，在治疗过程中，一方面要注意补气，另一方面要高度重视活血化瘀法的运用。临床处方用药时，李锡光教授善用大剂参、芪合血府逐瘀汤治疗本病，屡用屡验。红参大补元气，补脾益气，治肺气亏虚之呼吸气短、行动乏力、脉虚自汗，效专力宏，每剂 10 ~ 20g，另煎；如无红参，亦可以 3 倍党参代之。黄芪补气升阳，益卫固表，利水退肿，为补脾肺之要药，每剂 20 ~ 40g。参、芪相须为用，可增强补气功效。

**3. 重视下法**

经过大量的临床实践，李锡光教授发现，下法对于本病的治疗是必不可少的，保持患者大便通畅对于其症状缓解和预后都具有重要意义。《灵枢·本输》谓："肺合大肠，大肠者，传道之府。"肺经之脉通过大肠经的脉络，大肠经之脉络也上连于肺，二者表里相通。因肺与大肠相表里，大便不通可致腑热上攻，不利肺气宣降，若用下法，则热毒之邪得从大便而解。因此，治疗此病时保持大便畅通，则肺热有下行之路。

从西医学来看，尽管本病原发病不在肠胃而在肺，但由于本病多反复发作，病程较长，食欲不振，营养低下，机体抵抗力下降，容易致肠胃功能紊乱。尤其到了晚期，

李锡光

由于严重缺氧而酸中毒、心力衰竭（主要是右心衰竭）导致肠道瘀血，消化功能紊乱，肠蠕动能力降低及肠黏膜破坏，甚至出现消化道溃疡等病变，这些因素可以促进肠内的发酵，导致腐败过程加剧，出现较重的腹胀、便秘等症状，难以治疗。腹胀则影响膈肌的升降，使肺的呼吸功能受限，呼吸困难加重，这又可加重缺氧，促进感染的发生，进而又加重机体自身中毒的症状，进一步促进肺性脑病的发生。因此，从某种意义上来讲，肺胀患者需保持大便通畅。

经过大量临床实践，李锡光教授发现，患者大便排出通畅时，腹胀、胸闷、呼吸困难等症状均有所减轻。反之，则病情难以缓解。在治疗时，李锡光教授常用大黄，其可泻下攻积，清热泻火，活血祛瘀，尤其是酒制大黄，泻下力较弱，活血作用较好，更适宜于夹有瘀血而不宜峻下者。此外，李锡光教授还喜用当归，除取其活血养血作用外，着重取其润肺的作用，一般用量为 15 ~ 20g。郁李仁、桃仁、杏仁等润肠通便的药物也可随证选用。

## （二）验案举例

验案 1：刘某，男，68 岁，退休工人，2006 年 1 月 16 日初诊。

反复咳嗽、咳痰 13 年。患者长期吸烟，每年季节变换时则症状加重，逐年迁延发作，病情持续加重。5 年前开始有气喘，活动后加重，运动耐量逐渐减低。曾在多家医院住院治疗，诊为慢性支气管炎、慢性阻塞性肺气肿、慢性肺源性心脏病、呼吸衰竭、心力衰竭。10 天前因外感风寒而复发，咳嗽、咳痰明显加重，痰色黄，质地黏稠，难以咳出，口干，尿少，下肢渐肿，气喘不得平卧，伴胸闷、心悸、气短、食欲不振，大便秘结，3～5日一行。因患者及家属经济困难，且临近春节，不愿住院，特求治于李锡光教授。查体：体温36.8℃，血压128/80mmHg，神志清醒，身体消瘦，端坐位，口唇、颜面、爪甲明显发绀，球结膜水肿，颈静脉怒张，肝颈静脉回流征（+），桶状胸，肋间隙增宽，听诊双肺有大量干湿啰音，剑突下心脏搏动明显，心率110次／分钟，律齐，心尖内侧可闻及3/6级收缩期杂音，肝脏右肋下三指，质地硬，轻压痛，肠鸣音减弱，双下肢膝以下浮肿明显，按之没指。舌质紫暗而有瘀斑，舌苔白厚腻，脉沉涩无力。24小时尿量约600mL。心脏彩超示：右房室增大，肺动脉压增高。

中医诊断：肺胀（气虚血瘀，痰热郁肺）。

西医诊断：慢性阻塞性肺疾病急性加重期；慢性肺源性心脏病失代偿期。

治则：益气活血，化痰止咳平喘。

处方：党参30g，黄芪30g，柴胡15g，桃仁15g，红花10g，当归20g，枳壳15g，赤芍20g，川芎15g，桔梗15g，怀牛膝20g，鱼腥草20g，黄芩15g，浙贝母15g，丹参20g，杏仁10g，火麻仁15g，制大黄6g。6剂，水煎服，日1剂。

二诊：患者自觉咳嗽、咳痰减少，痰易咳出，呼吸较前平顺，夜间可以半卧休息，口唇、颜面、爪甲发绀减轻。双肺干湿啰音较前减少，大便稍硬，2～3日一行，仍尿少，

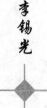

李锡光

24小时约900mL，双下肢水肿消退不明显。舌质紫暗有瘀斑，苔白，脉沉涩无力。上方去火麻仁，加茯苓30g、葶苈子10g。10剂，水煎服，日1剂。

三诊：浮肿明显减轻，咳痰清稀，可平卧，尿量增加，24小时约1300mL，大便排出状态进一步改善，日一行。体力有所增加，可床边活动。双肺有少量湿性啰音，心率90次/分，舌脉同前。食欲尚欠佳，故于二诊处方中加入焦山楂15g、鸡内金15g。10剂，水煎服，日1剂。

四诊：浮肿完全消失，偶有咳嗽、咳痰，体力明显增加，但活动后仍觉气短乏力，舌质暗，有瘀斑，苔白，脉沉涩。两下肺少许湿啰音。治疗时仍宗益气活血之意，拟四君子汤合桃红四物汤加黄芪、杏仁、白芥子，继服20剂。嘱其慎起居，避风寒，避免过劳。

随访半年，病情稳定。

按：血府逐瘀汤为王清任所创，本为治疗瘀血内阻于胸部，气机郁滞所致胸痛、胸闷的代表方剂。由桃红四物汤合四逆散加牛膝、桔梗而成。李锡光教授用治肺心病，取其活血化瘀而不伤血、舒肝解郁而不耗气之意。方中桃仁、红花、当归、川芎、赤芍活血祛瘀，凉血清热；配桔梗开宣肺气，载药上行胸中，使药至病所；枳壳行气消痰，与桔梗相合，一升一降，开胸行气；又有牛膝活血祛瘀，通利血脉，并引胸中的瘀血下行，柴胡疏肝解郁，升达清阳，两药相配是一升一降，调畅气机，使气行则血行。诸药相伍，活血而不破血，养血而不滞血，气血并治，升降适度，方剂配伍恰合肺心病气虚血瘀证的特点。临证时

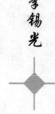

再结合患者具体情况，随症加入清热化痰药，如杏仁、鱼腥草、浙贝等药。本病为虚实夹杂、本虚标实之证，故李锡光教授在治疗上尤其强调必须注意审度证候的虚实偏重，抑或虚实并重，而予补中寓攻、攻中寓补、攻补兼施之法，切忌一味浪补或一味猛攻。

验案2：朱某，男，75岁，退休干部，2004年10月25日初诊。

咳嗽、咳痰反复发作10年，活动后气紧5年，再发加重2周。患者平时即有咳嗽、咳痰，冬春季节气候变化时尤为明显，近5年开始有气喘，逐渐加重，2周前上症复发加重。现症见：咳嗽、咳痰，痰黏稠难咳，色白，晨起为重，口渴多饮，纳寐尚可，大便干结。面色晦暗，舌暗，舌尖红，苔黄腻，脉弦数。既往有慢性支气管炎病史10年，肺气肿病史5年，吸烟史40余年。

中医诊断：肺胀（痰热郁肺，瘀阻络脉）。

西医诊断：慢性阻塞性肺疾病急性加重期；慢性肺源性心脏病失代偿期。

治则：清热宣肺，化痰止咳，活血化瘀。

处方：麻黄6g，杏仁10g，石膏40g（先煎），甘草10g，陈皮10g，竹茹10g，法半夏10g，茯苓15g，白术15g，丹参15g，赤芍10g，鱼腥草10g，黄芩10g，桔梗10g，党参20g，白及10g。4剂，水煎服，日1剂。

二诊：咳嗽、咳痰，痰量减少，容易咳出，大便4日未行。舌暗红，苔黄腻，脉弦滑。肺气不通，腑气不降，上方加大黄6g。6剂，水煎服，日1剂。

三诊：大便已通，咳嗽、咳痰明显减少，痰白易咳，气喘减轻，宜加强健脾补气之力，方用温胆汤加减。

处方：枳实 10g，甘草 10g，陈皮 10g，竹茹 10g，法半夏 10g，茯苓 15g，白术 15g，丹参 15g，赤芍 10g，白芥子 10g，党参 15g。5 剂，水煎服，日 1 剂。

四诊：仍咳嗽、气喘，程度较轻，痰少清稀，饮食略增，大便正常。舌淡暗，苔白，脉沉无力，尺脉弱。治宜补肺纳肾，方用金水六君煎加减。

处方：当归 12g，茯苓 12g，半夏 10g，熟地黄 20g，山茱萸 12g，陈皮 10g，炙甘草 10g，党参 15g，黄芪 30g，丹参 15g，生地黄 15g，麦冬 12g，黄芩 10g。4 剂，水煎服，日 1 剂。

按：本案患者咳嗽、咳痰、气喘，肺气不能敛降，中医诊断为肺胀，为久病肺虚，痰瘀阻络；西医诊断为肺心病，为肺部感染。此次急性发病开始表现为咳嗽、咳痰，痰白难咳，大便干结，是为痰热郁肺，标实突出，治宜先清热化痰，宣肺止咳；一诊过后，咳嗽减少，但大便多日不通，故加大黄泻热通腑；三诊过后，咳嗽、咳痰减少，痰易咳出，是痰热渐清，当标本兼治，顾护其本，故改方为金水六君煎加减。

验案 3：贾某，女，56 岁，2007 年 12 月 13 日初诊。

喉中哮鸣反复发作 24 年，活动后气喘逐渐加重 5 年。患者原有支气管哮喘 20 余年，近几年症状日重，日常活动即气喘难平、心悸、胸闷。现症见：气急咳喘，动则汗出，喉间水鸡声，咳嗽、咳嗽，痰少质黏难咳，胸部膨满，不

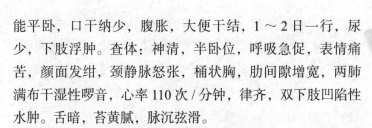

能平卧，口干纳少，腹胀，大便干结，1～2日一行，尿少，下肢浮肿。查体：神清，半卧位，呼吸急促，表情痛苦，颜面发绀，颈静脉怒张，桶状胸，肋间隙增宽，两肺满布干湿性啰音，心率110次/分钟，律齐，双下肢凹陷性水肿。舌暗，苔黄腻，脉沉弦滑。

中医诊断：肺胀（痰热郁肺，瘀阻络脉）。

西医诊断：支气管哮喘；慢性阻塞性肺疾病急性加重期；慢性肺源性心脏病失代偿期。

治则：清热化痰，宣肺平喘，活血化瘀。

处方：麻黄6g，石膏40g（先煎），杏仁10g，甘草6g，黄芩12g，桑白皮10g，紫苏子10g，竹茹10g，枳实10g，丹参12g，牡丹皮10g，射干10g，葶苈子12g，大黄6g。5剂，水煎服，日1剂。

二诊：喘咳稍平，痰变清稀，容易咳出，大便仍干，动则汗出。舌暗红，腻苔部分消退。上方加芦根15g，5剂，水煎服，日1剂。

三诊：喘咳平，能平卧，痰少易咳，仍汗出，大便日一行，精神转佳。舌暗红，苔剥脱，是为痰热渐清，阴虚之象已露，治宜补肺益肾，养阴敛汗，平喘止咳。

处方：党参20g，黄芪20g，茯苓15g，白术15g，麦冬15g，五味子10g，赤芍12g，丹参15g，牡丹皮12g，杏仁10g，紫苏子10g，瓜蒌皮10g，甘草6g，黄芩10g。5剂，水煎服，日1剂。

四诊：活动后气喘不适，稍有咳嗽、咳痰，汗出口干，饮食增多，以生脉散合六味地黄丸调理4周，病情稳定。

李锡光

按：肺胀之病，为多种慢性肺系疾病的最终结局，以咳、痰、喘、胀为主要表现，到晚期几乎均为肺肾两虚，痰瘀阻络。本案患者初诊时痰热郁肺，标实证突出，故以麻杏石甘汤加减；后痰热渐清，阴虚之象显露，故宜补肺益肾，敛阴止汗；最后把握其肺肾两虚的基本病机，予生脉散合六味地黄丸调理，病情稳定。

# 咳　嗽

咳嗽可以是一种独立性的疾患，也可以是肺系多种疾病的一个主要症状。古籍中将有声无痰称为咳，有痰无声称为嗽，有痰有声始称为咳嗽。临床上多痰声并见，很难截然分开，故多以咳嗽并称。咳嗽大多由肺失宣肃，肺气上逆所致。

咳嗽是临床上最常见的症状之一，特别是慢性咳嗽，由于伴随症状少，X线检查无异常，大多数患者会被误诊为支气管炎。反复使用各种抗生素治疗，反复进行各种检查，给患者造成极大的痛苦，也造成了医疗资源的浪费。

## 一、病因病机

咳嗽的病因有外感、内伤两大类。外感咳嗽为六淫外邪侵袭肺系，内伤咳嗽为脏腑功能失调，内邪干肺。

### 1. 外感咳嗽

外感咳嗽多为六淫外邪侵袭肺系所致，多因肺的卫外功能减退或失调，以致在天气冷热失常、气候突变的情况下，六淫外邪或从口鼻而入，或从皮毛而受。《河间六书·咳嗽论》谓："寒、暑、燥、湿、风、火六气，皆令人咳。"虽六淫邪气皆可致病，但常见病因多为风寒、风热。临证时李锡光教授常把咳嗽分为热咳和寒咳两种。寒咳之病机多为风寒束表，症见咳嗽，鼻塞流清涕，喉痒声重，痰稀色白，头痛发热，恶寒或恶风，骨节酸痛，舌苔薄白，脉浮紧或浮缓。热咳多为风热袭肺，症见咳嗽不爽，痰黄或黄白而稠，口干，咽痛，头痛，鼻塞，身热恶风有汗，或微恶风寒，舌苔薄黄，脉浮数。二证皆由感受外邪所致，故均有表证可见。二证当以咳嗽的特点、痰的性状及所兼表证的不同来鉴别。《症因脉治》有以脉来区别伤寒咳嗽化热与否，其曰："伤寒咳嗽之脉，若见浮紧，里未郁热；若见浮洪，肺已郁热；紧而带数，以寒包热。"临床可做参考。

2. 内伤咳嗽

内伤咳嗽总由脏腑功能失调，内邪干肺所致，可分肺脏自病和其他脏腑病变累及于肺而致病两种。肺脏自病者常由肺系多种疾病迁延不愈，肺脏虚弱，阴伤气耗，肺的主气功能失常，肃降无权，而致气逆为咳。他脏及肺的咳嗽，可因情志刺激，肝失条达，气郁化火，气火循经上逆犯肺所致；或由饮食不当，嗜烟好酒，熏灼肺胃而咳；或过食肥厚辛辣，脾失健运，痰浊内生，上干于肺致咳。《素问·咳论》曰："五脏六腑皆令人咳，非独肺也。"

综上所述，无论外感咳嗽还是内伤咳嗽，均属肺系受

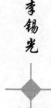

病，肺气上逆所致，故《景岳全书》有曰："咳证虽多，无非肺病。"肺主气，司呼吸，上连气道、喉咙，开窍于鼻，外合皮毛，内为五脏华盖，其气贯百脉而通他脏，不耐寒热，称为"娇脏"，易受内外之邪侵袭而为病，病则宣肃失常，肺气上逆，发为咳嗽。《医学三字经》曰："肺为脏腑之华盖，呼之则虚，吸之则满，只受得本然之正气，受不得外来之客气，客气干之则呛而咳矣；亦只受得脏腑之清气，受不得脏腑之病气，病气干之则呛而咳矣。"《医学心悟》亦指出："肺体属金，譬若钟然，钟非叩不鸣。风寒暑湿燥火，六淫之邪，自外击之则鸣，劳欲情志饮食炙煿之火，自内攻之则亦鸣。"

## 二、证治经验

### （一）治法方药

#### 1. 辨治思路

李锡光教授首先通过四诊合参，了解病证；然后通过脏腑辨证、气血辨证，以判断病证的寒热虚实；最后做出疾病的诊断，拟出治法与方药。在整个诊治过程中，始终遵循理、法、方、药一致的原则。

对于咳嗽的辨证，首先要分清外感、内伤及寒热。总的来说，外感咳嗽，多为实证，应祛邪利肺；内伤咳嗽，多属邪实正虚，治以祛邪扶正，标本兼顾。同时，咳嗽的治疗，除直接治肺外，还应从整体出发，注意治脾、治肝、治肾等。辨证最重要的是分清寒热，通过辨痰来辨寒热尤为重要。一般来说，痰白为寒，痰黄为热，但只凭痰之颜色分辨寒热是不够的，有些时候甚至会判断错误。李锡光教授认为，痰白痰黄只是一个方面，更重要的是痰稠不稠、黏不黏、容不容易咳出，那些黏稠难咳之痰，才能真正辨为热痰。因此，黄色而黏稠为热痰，白色而黏稠的痰也是热痰。另外，广西地处岭南，气候湿热，病机以热象多见，对有些寒热咳嗽症状不典型者，李锡光教授的经验是无寒便是热。也就是说，没有明显的寒象，如舌质淡、口不渴、畏寒、肢冷等，就可以按热证处理。

2. 外感咳嗽的治疗

因为外感咳嗽属于实邪，为外邪犯肺、肺气壅遏不畅所致，故治疗以祛邪为主，务必及时使病邪外达，以免病情发生演变转化，如风寒化热、风热化燥、肺热蒸液成痰等。

3. 内伤咳嗽的治疗

因为内伤之慢性咳嗽常是反复发作的，多为久病，病程长，多属正虚邪实。所以，在治疗时既要祛邪止咳，也要扶正补虚，标本兼顾，勿忘顾护正气。至于是祛邪为主还是扶正为主，要根据病证的虚实主次而定。

4. 不能见咳止咳，治咳应求本

从生理学的角度来看，咳嗽是一种机体保护性活动，咳嗽是人体祛邪外达的一种病机表现，具有排痰和清洁气道的重要作用，治疗时不能单纯见咳止咳。外感咳嗽的治疗，应当以病因治疗为主，这也是中医学"治病求本"的思想之一。外感风寒者宜疏风散寒；风热者宜疏风清热，

李锡光

肃肺化痰；痰湿蕴肺者当健脾燥湿；痰热郁肺者当清热化痰；肺阴亏虚者当滋阴润肺等。病因消除，咳嗽自止。

5. 用药原则

肺居胸中，属上焦，为五脏之华盖，主气司呼吸，主宣发肃降，咳嗽病位在肺，故用药时宜宗"治上焦如羽，非轻不举"之意。治外感咳嗽组方用药时宜轻扬，不宜重浊，以使药力易达病所；药量上亦要轻，才能获升浮之益；煎药时间宜短，才能获气香之精华，久煎则效减；还要重视化痰顺气，宣畅肺气。

6. 喉痒属风，巧用虫类药

外感咳嗽常见喉痒的症状，患者常诉遇风则咳。痒属风，故各种外邪袭肺常可见喉痒。临证用药时多用祛风药，如荆芥、防风、薄荷、牛蒡子等。同时，李锡光教授还善用虫类药，如僵蚕、蝉蜕、地龙等，对咽痒咳嗽有较好的效果。

7. 对症选药

李锡光教授治咳时不论内外，常在辨证基础上，再选用麻杏石甘汤、黄芩泻白散、止嗽散、二陈汤、三子养亲汤等，以清热宣肺，化痰止咳。亦常选用化痰止咳之品，如热痰用瓜蒌皮、贝母、天竺黄、海蛤壳、海浮石；燥痰用沙参、杏仁、天花粉；湿痰用法半夏、南星、陈皮、白芥子；咳嗽痰多，气喘不得卧者，加用葶苈子；久咳或痰中带血者，加用仙鹤草；干咳咽痒甚者，加用薄荷、荆芥、蛇床子；慢性咳嗽痰多者，加用紫苏子、莱菔子、白芥子；久咳，肺气虚，卫外不固，加用玉屏风散。另外，无论新咳久咳，李锡光教授在治疗时必用活血祛瘀药，如丹参等，以促进炎症和痰液的消散。胃食管反流性咳嗽，加浙贝母、海螵蛸等制酸剂。上气道咳嗽综合征，加用白芷、辛夷、败酱草。

8.麻黄的应用经验

（1）广西地处南方，患者腠理多疏松，故不宜大量应用，否则会令患者汗出过多或汗出不止。

（2）对于高血压患者来说，若未系统服用降压药或未能将血压控制在正常范围时，不宜用麻黄，但血压已能控制在正常范围的高血压患者可用。

（3）心率过快（＞100次/分）时，麻黄不用。因为麻黄中的麻黄碱有拟肾上腺素的作用，可使心跳加快，血压升高。

（4）运动员禁用。因为麻黄中的麻黄碱属兴奋剂类，也是制造毒品（冰毒）的原料。

只要注意上述各项，临床应用麻黄是安全的。

## （二）验案举例

验案1：韦某，男，53岁，2004年8月30日初诊。

咳嗽、咳痰反复4个月。开始为感冒，鼻塞、流涕、咳嗽，后表证已愈，但咳嗽不止。现症见：咳嗽、咳痰，痰色白质黏难咳，量少，晨起明显，无畏寒发热，口干多饮，夜眠较差，头晕乏力，饮食、二便正常。反复检查血常规，在正常范围内。胸部正侧位片、肺部CT均未见异常。曾多次在我院门诊予青霉素、头孢呋辛等静滴，效果

149

不明显，症状时轻时重。查体：体温 36.8℃，神清，咽部充血，扁桃体不肿大，两肺呼吸音清晰，未闻及干湿性啰音，心率 80 次 / 分，节律整齐，无杂音。舌暗红，苔薄黄，脉弦。

中医诊断：咳嗽（肺热咳嗽）。

治则：清热化痰，宣肺止咳。

处方：黄芪 20g，陈皮 10g，法半夏 10g，茯苓 15g，白术 10g，竹茹 10g，枳实 10g，黄芩 10g，鱼腥草 10g，丹参 15g，赤芍 15g，莱菔子 10g，桔梗 10g，杏仁 10g，浙贝母 10g。5 剂，水煎服，日 1 剂。

二诊：咳嗽明显减少，痰稍增多，容易咳出。

上方再进 5 剂，咳嗽消失，睡眠正常。后以玉屏风散调理 1 个月，未再复发。

按：患者咳嗽、咳痰迁延 4 个月，痰虽色白，但质黏难咳，口干多饮，是仍为热证，方以温胆汤加减取效。

验案 2：黄某，男，26 岁，2005 年 1 月 16 日初诊。

咳嗽 1 周。患者 1 周前曾因受凉而患感冒，当时见恶寒发热、汗出、头痛、口渴、咽干等症状。患者稍懂医药知识，遂自购银翘散冲剂治疗。次晨已无恶寒发热、汗出、头痛等症状，但仍有咳嗽，痰多色白而黏，口渴咽干。虽连服化痰止咳药多天，但咳嗽逐日加重。现症见：咳嗽，痰多而黄稠，口渴咽干，无寒热，纳可，小便黄，大便结。舌红苔黄，脉弦细，脉律整齐，脉率 80 次 / 分。

中医诊断：咳嗽（肺热证）。

西医诊断：急性支气管炎。

治则：清热宣肺，化痰止咳。

方药：麻杏石甘汤合温胆汤加减。

炙麻黄 6g，杏仁 10g，石膏 50g，黄芩 15g，桑白皮 15g，地骨皮 15g，鱼腥草 15g，桔梗 10g，百部 15g，法半夏 10g，陈皮 10g，茯苓 15g，竹茹 9g，枳实 15g，丹参 10g，甘草 10g。3 剂，水煎服，日 1 剂。

二诊：药后咳嗽即止，咳痰明显减少，纳眠可，二便调，舌尖边红，苔微黄。肺热证候已轻，继续上法治疗以清余热。

处方：黄芩 15g，桑白皮 15g，地骨皮 15g，鱼腥草 15g，桔梗 10g，杏仁 10g，百部 15g，法半夏 10g，陈皮 10g，茯苓 15g，竹茹 9g，丹参 10g，甘草 10g。3 剂，水煎服，日 1 剂。

1 年多后，某日偶遇患者，述及 1 年多来从无咳嗽发作，亦无其他不适。

按：本案属急性咳嗽范畴，缘于风热感冒，邪热由表入里，损及肺脏而发病。外邪侵袭，则肺失清肃，肺气上逆而发为咳嗽。治疗当以清热宣肺、化痰止咳为法。用麻杏石甘汤加减治疗 3 天，咳嗽即止，显然不是疾病的自愈过程，而是中药治疗作用的效果。

验案 3：刘某，男，43 岁，农民，2004 年 8 月 30 日初诊。

咳嗽、咳痰反复 1 个月。患者 1 个月前感冒，当时发热、咽痛、轻咳少痰，自服感冒药，症状无缓解，继而热势增高，咳嗽，咳浓痰，痰有腥味。到医院检查，肺部 CT

提示左下肺支气管扩张。曾反复静滴多种抗生素，用药时症状缓解，但不能痊愈。现症见：低热、咳嗽、咳痰，痰黏稠难咯，色黄，咳嗽剧烈时左侧胸痛，食欲减退，口干，大便秘结。查体：体温38.8℃，神清，面色潮红，少气懒言，精神较差，两肺呼吸音稍粗，左中下肺可闻及大量湿性啰音，心率94次/分，律齐，未闻及病理性杂音，双下肢无水肿。舌暗红，苔黄腻，脉弦滑。

中医诊断：咳嗽（痰热郁肺）。

西医诊断：支气管扩张。

治则：清热肃肺，化痰止咳。

方药：麻杏石甘汤合温胆汤加减。

麻黄8g，杏仁10g，石膏40g（先煎），甘草10g，陈皮10g，法半夏12g，竹茹12g，茯苓15g，枳实10g，黄芩12g，鱼腥草10g，丹参15g，桔梗15g，瓜蒌仁10g。4剂，水煎服，日1剂。

二诊：患者诉服药2剂后咳嗽反多，痰量增加，感恶心欲吐。患者及家属疑虑，谓何以服药后症状反而加重？经多方解释方肯再服。服完第3剂后，痰量开始明显减少，仍感恶心，不思饮食，低热，大便5日未行，舌脉同前。上方加大黄6g，桔梗减至10g。5剂，水煎服，日1剂。

三诊：大便已通，咳嗽、咳痰明显减少，不发热，食欲不振，腹胀满，舌暗红，腻苔渐消退，热势已退，痰湿仍重。上方去麻黄、石膏，加山楂10g、莱菔子10g。4剂，水煎服，日1剂。

四诊：偶有咳嗽，痰少，腹胀纳呆，口渴，舌暗苔少，脉弦。痰热已去，气阴两伤。治宜益气养阴，清养补肺。

处方：党参20g，黄芪20g，麦冬12g，五味子10g，杏仁10g，地骨皮10g，天花粉12g，玉竹15g，甘草6g，丹参15g，牡丹皮15g，神曲10g。5剂，水煎服，日1剂。

按：本案患者开始为外感风热，迁延不愈，入里化热，致痰热郁肺，先以麻杏石甘汤合温胆汤清热肃肺，化痰止咳。方中桔梗可开宣肺气、祛痰、排脓、引药上行，重用桔梗加强祛痰排痰作用，但因其所含桔梗皂苷有反射性兴奋呕吐中枢作用，故服后咳痰反多，恶心欲吐。三诊后，痰热已清，舌暗苔少，脉弦，为肺气阴两伤，以生脉散为主方加减，清养补肺。

验案4：罗某，男，56岁，2007年11月12日初诊。

咳嗽反复发作10年余，加重2月余。患者生活在农村，自家种烟草，父亲嗜烟，因受家庭影响，少年时即已抽烟，烟瘾逐年加大，20多岁时，抽烟已成嗜好。参加工作后烟瘾不减，又因不甚了解吸烟的害处，并自以为身体健康，故对吸烟无所顾忌，抽烟量最多时每日两包以上。10多年前即常有咳嗽、咳痰症状，且逐年加重，秋冬为甚，夏日稍缓。近年来咳嗽、咳痰症状日重，每年发病达数月之久。曾到某西医院就诊，诊断为慢性支气管炎并肺气肿。现症见：咳嗽，痰白量多，稍劳即气短，乏力，恶风怕冷，无寒热，纳眠尚可，大便溏，小便清，唇紫暗，舌质瘀斑，尖边红，苔微黄，脉沉细，脉律整齐。血压130/80mmHg。

中医诊断：咳嗽（气阴两虚夹瘀）。

西医诊断：慢性支气管炎。

李锡光

治则：益气养阴，宣肺化痰，活血祛瘀。

处方：党参 20g，黄芪 20g，麦冬 10g，山茱萸 15g，白术 15g，防风 10g，炙麻黄 6g，杏仁 10g，甘草 10g，黄芩 15g，桔梗 10g，白芥子 10g，莱菔子 15g，紫苏子 10g，丹参 10g，川芎 10g，白芷 10g，延胡索 10g，鱼腥草 15g，仙鹤草 15g。12 剂，水煎服，日 1 剂。

医嘱：立即戒烟。

二诊：咳嗽明显减少，痰量减大半，气短乏力改善，二便调，舌脉同前。仍以益气养阴法为治。上方去麻黄，加当归 15g。

三诊：服药 1 个月，咳嗽已轻微，痰已少有，劳力时已无气短乏力。嘱患者可长期间断服上药：咳嗽痰多时服初诊方，平时可服二诊方。

按：本案患者为慢性咳嗽，治疗时当标本同治，祛邪与扶正同用，只有这样才能取得较好的疗效。本案用三拗汤、三子养亲汤，以宣肺化痰止咳。久病多虚，故加入党参、黄芪、白术、防风、甘草等；久病多瘀，故加入丹参、川芎、白芷、延胡索、当归等；久郁化热，故加入黄芩、鱼腥草等。仙鹤草在此处用以止咳，为经验用药。

# 消化性溃疡

中医古籍中无消化性溃疡的病名，根据其症状描述，应属"胃脘痛"的范畴。

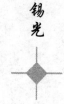

## 一、病因病机

本病主要由情志不调、饮食不节、外邪犯胃、脾胃虚弱等原因，导致胃气郁滞，胃失和降，不通则痛而成。

### 1. 情志失调

情志是指人的精神思维活动，人的喜、怒、忧、思、悲、恐、惊七情，皆属精神情志活动范畴。盖情志不舒，久郁不解，可使人体气机郁滞，伤及于肝，使肝失疏泄，横逆犯胃，致胃失和降，导致胃脘疼痛而成本病。中医学早在两千多年前就已认识到人的精神情志活动与消化机能的关系很大，如"思伤脾""思则气结"之说便是。

### 2. 饮食伤胃

饮食不节，或过饥过饱，损伤脾胃，胃气壅滞，致胃失和降，不通则痛，正如《医学正传》所说："致病之由，多由纵恣口腹，喜好辛酸，恣饮热酒煎，复寒凉生冷，朝伤暮损，日积月深……故胃脘疼痛。"

### 3. 外邪犯胃

外感寒、热、湿诸邪，内客于胃，皆可致胃的气机阻滞，不通则痛，发为本病。当今西医已阐明的幽门螺杆菌（Hp）感染致病，当属中医外邪犯胃的范畴。

### 4. 脾胃虚弱

脾胃本身虚弱能引起胃脘疼痛。脾胃为仓廪之官，主受纳及运化水谷，若素体脾胃虚弱，运化失职，气机不畅，或中阳不足，中焦虚寒，失其温养而发生疼痛。

李锡光教授认为，本病主要是由脾胃先虚所致的。无论是哪一种致病因素，脾胃不虚则邪无可乘。"正气存内，邪不可干""邪之所凑，其气必虚"，这些中医理论都是强调人体内在因素（内因）的作用，可用以说明本病的发病机理。在多种因素的作用下，脾胃渐虚是本病发生的病理基础。这就可以解释为什么大多数幽门螺杆菌感染者不患病的原因。据报道，在我国一些地区，幽门螺杆菌感染率达60%～70%，甚至可达90%，但幽门螺杆菌感染者中仅有一小部分人发生消化性溃疡（为感染人群的15%～20%）。未发病者正是由于脾胃不虚，所谓"正气存内，邪不可干"；而感染幽门螺杆菌后发病者，其脾胃必虚，所谓"邪之所凑，其气必虚"。这也是中医治疗消化性溃疡应用益气健脾法的理论基础。

## 二、证治经验

### （一）治法方药

当前，西药对消化性溃疡的治疗是很有效的，其治疗方法可供中医治疗时参考。前人有言："他山之石，可以攻玉。"李锡光教授则认为，他山之石，不可照搬，却可以攻玉。所以，李锡光教授采用衷中参西的方法。治疗时，首先要辨证论治，然后在辨证论治的基础上，根据病者证候的寒热虚实选用相应的药物。

#### 1.益气健脾

消化性溃疡主要是由脾胃先虚所致的，而本病的反复发作，病情迁延，也是脾胃虚弱所致。因此，在治疗中，对脾胃虚弱者当选用益气健脾之方药，以扶正祛邪，正旺邪自去。对于湿热实证患者的治疗，湿热实邪消退后，还需以益气健脾之方药以善后，使正旺而御邪，以防疾病的复发。

### 2. 清热解毒

溃疡病的溃疡，我们在胃镜下看到其表面形态，与我们肉眼所看到的皮肤疮疡表现的红肿糜烂是一样的。如果古人能看到溃疡病、慢性胃炎等疾病的表现形态，相信也会用清热解毒法来治疗的。李锡光教授在治疗本病时，常用清热解毒的药物，不论病之寒热虚实均可加入，至于用多用少、用轻用重，需视病情寒热虚实之轻重而酌情用之。

20世纪70年代初，李锡光教授曾跟伍绍岐老中医抄方学习，这位老中医在治疗脾胃气虚之胃脘痛时，常于四君子汤、六君子汤中加入黄芩，李锡光教授当时只从反佐用药的层面上去理解。时至今日，已隔几十年了，我们可以从更深的层次上认识应用黄芩的意义。

### 3. 制酸止痛，保护胃黏膜

对于消化性溃疡来说，"无酸即无溃疡"的理论至今还是正确的。近年来的研究证明，幽门螺杆菌感染虽然是消化性溃疡的主要病因，但最终均是由胃酸和胃蛋白酶自身消化所致。所以，目前西医对本病的药物治疗，主要是采用根除幽门螺杆菌、抑制胃酸和保护胃黏膜的治疗原则。

20世纪五六十年代，中医用乌贝散合白及粉治疗消化性溃疡也有相当的效果，正符合制酸止痛、保护胃黏膜的治疗原则。

### 4.活血祛瘀

久痛入络，可致胃络血瘀，正如《临证指南医案·胃脘痛》中所云："胃痛久而屡发，必有凝痰聚瘀。"所以，李锡光教授在治疗时多加用活血止痛药，如延胡索等。

## （二）验案举例

李某，男，40岁，干部，2007年3月13日初诊。

胃脘疼痛反复发作2年余。患者2年前已有胃脘部疼痛，经胃镜检查，诊为胃、十二指肠球部溃疡，Hp（＋）。随即用西药三联疗法（质子泵抑制剂＋克拉霉素＋阿莫西林）治疗，共7天。治疗后明显见效，胃脘部已不痛。此后半年内，患者无明显自觉不适，饮食、二便正常，患者以为病已痊愈，故饮食不加节制，生活不规律。半年后，胃脘痛复发。现症见：胃脘时痛，饥饿时加重，进食后痛减，轻按则舒，时有嗳气反酸，不耐劳力，时有体倦乏力感，口干微苦，纳差，大便时溏，日1～2行，小便正常。舌尖边红，有瘀点，苔薄黄，脉弦细，脉律整齐。

中医诊断：胃脘痛（脾胃气阴两虚）。

西医诊断：消化性溃疡。

治则：益气健脾，养阴清热，制酸止痛。

方药：香砂六君子汤加味。

党参20g，黄芪15g，白术15g，茯苓15g，木香10g（后下），砂仁10g（后下），太子参15g，黄芩15g，蒲公英

15g，金银花 10g，白芍 10g，炙甘草 10g，海螵蛸 15g，浙贝母 15g，白及 15g，丹参 10g，延胡索 10g，仙鹤草 10g。7 剂，水煎服，日 1 剂。

二诊：用药 6 天后，胃脘痛止。

连续服药 1 个月后，诸症消失，纳可便调，临床治愈。此后每周服药 3 剂（隔日服 1 剂），坚持半年。后经胃镜复查，溃疡已愈合，Hp（－）。

按：本方以党参为君药，党参益气健脾，其补气之功效类似人参而力逊。所以，在临床中对气虚而不甚者，党参已能胜任。更可贵的是其性味平和，不温不燥，正如《本草正义》所云："党参力能补脾养胃，润肺生津，健运中气，本与人参不甚相远。其尤可贵者，则健脾运而不燥，滋胃阴而不湿，润肺而不犯寒凉，养血而不偏滋腻，鼓舞清阳，振动中气，而无刚燥之弊。"方中用量最大，以加强补气健脾之力，故以之为君。黄芪为重要的补气药；白术健脾益气；茯苓健脾和中，淡渗利湿。黄芪、白术、茯苓合用，对脾虚食少便溏者尤宜。三者合用，更可加强君药党参益气健脾之功，故共为臣药。盖气虚日久，可损及阴，故方中加入既能益气又能养阴的太子参，以补气养阴而生津。病情日久，可以化热，故方中加入黄芩、蒲公英、金银花以清热解毒。久病则瘀，故方中加入丹参、延胡索以活血止痛。方中白芍合甘草，即芍药甘草汤，以缓急止痛。海螵蛸、浙贝母、白及、仙鹤草合用，有制酸止痛、收敛止血、保护溃疡面之作用，且仙鹤草尚有清热疗痈之功，

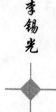

并有补虚强壮之作用。木香、砂仁理气止痛。以上各药从不同方面佐助君臣诸药以建功，共为方中之佐药。甘草并有调和诸药之功，功兼使药。诸药合用，共奏益气健脾、养阴清热、制酸止痛之功。

# 诊余漫话

# 舌象在临床辨证中的应用

李锡光教授为第三批全国老中医药专家学术经验继承指导老师，在临床、科研、教学第一线战斗50余年，学验俱丰。他认为，临证时首先要认真按中医四诊收集病情资料，辨证论治，有意识地先不看西医的诊断与解释，以免干扰中医的辨治思维。在中医的辨证诊治中，必须结合四诊，望、闻、问、切都十分重要，但毫无疑问舌象的辨识起着关键的作用。

李锡光教授临证强调要认真望、闻、问、切，特别是在当今西医的体格检查方法普遍运用的情况下，尤其要重视中医的四诊合参，其中尤重对舌象的辨识。他认为，舌为心之苗，舌质乃人体体质之窗口，舌苔为胃气所蒸而成，邪正的盛衰、胃气的强弱都能比较客观地在舌象上及时反映出来。当患者症状不明显，甚至无症状可辨时，舌象更为重要，特别在脾胃病的诊治中。

## 1. 舌淡当温

心脑血管疾病以气血亏虚多见，那何时用温补药？李锡光教授认为，最可靠的依据是患者的舌质。如舌淡不红，或胖嫩多齿痕者，则可大胆启用温阳补气之品，如党参、黄芪、桂枝、干姜等，并随时注意舌质的变化。若舌质由淡转红，齿痕减少，则减量或停服，以免过剂伤阴，因

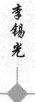

"阳热常可骤生，而阴津不可速长"。

### 2. 苔黄当清

一般认为，苔黄为热，当清，此常法也。李锡光教授认为，心脑血管疾病以中老年人居多，虚证或虚实夹杂多见。舌苔黄，或黄厚，主要是胃中积热所致，虽应清热和胃，但不宜过用苦寒伤胃之品，如川黄连一般用6g，或用蒲公英、金银花等，同时主张适当配用消导之品，如神曲、麦芽等。

### 3. 苔腻当化

广西地处岭南，气候潮湿湿热，腻苔多见。何为腻苔？李锡光教授认为，腻者，即舌面之苔颗粒细小而致密，没有缝隙，紧紧地覆盖于舌面。患者多有食欲不振、纳谷不香、口黏口干而不欲饮水等症状，治当芳香化湿，常用藿香、佩兰。如苔腻而厚，多津液者，可用陈皮、法半夏、厚朴、苍术等燥湿化痰。

### 4. 痰瘀互结，尤重舌脉

痰瘀互结，临床上多见于久病痼疾，并有同入络脉的特点。其临床表现错综复杂，多种多样，除具有痰证或瘀血证的临床表现，如痰多、眩晕、久痛、刺痛、癥积肿块等之外，舌象变化对确立痰瘀同病的诊断具有重要意义。瘀血内阻，则舌质紫暗，有瘀斑或瘀点；痰湿内停，舌苔必腻。只有舌质的改变为瘀，只有舌苔的改变为痰，只有舌质和舌苔同时改变，才能辨为痰瘀同病，二者缺一不可。

# 脉象与心律失常关系的
# 探讨及脉诊的临床应用

　　脉诊是中医四诊之一，经过先人们两千多年的实践，脉诊已有着深厚的理论基础和丰富的临床实践经验，是中医临床中必不可少的诊病方法之一。因此，我们对中医的脉诊必须认真继承并加以提高。

　　诊脉时脉动应指的形象称为"脉象"。脉象中的至数、节律与心脏搏动有直接的关系，能反映出心率和心律的变化。《素问·痿论》谓："心主身之血脉。"《素问·六节藏象论》谓："心者……其充在血脉。"《医学入门》谓："人心动，则血行诸经。"

　　我们必须对中医的脉诊有一个正确的认识，过高的评价或否定脉诊的临床价值都是错误的。脉搏只是一种体征，并非一切病证都可以表现在脉搏上，因此脉诊只是诊察方法之一，不能代替其他的诊法。又由于疾病的变化表现极其复杂，只凭脉诊是远远不够用的，只知道传统的脉诊意义也是不够的，必须运用更多的现代工具来对脉象的本质进行积极探求，心电图就是其中一种重要的方法。李锡光教授对脉诊有极高的造诣，常常将脉象与心电图结合起来，借以探讨脉象与心律失常的关系，从更高的层次上探索脉象的本质。

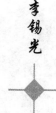

## 一、脉象的形成及脉象与疾病的关系

诊脉是靠医生手指的触觉来体验和判别寸关尺部位的脉象形态，以协助临床诊断。为了更好掌握脉诊这一技能，除了熟悉脉诊理论之外，还要更多的临床实践，做到既有理论，又有临床技巧，才有可能掌握它。

### 1. 脉象的形成

心主血脉，心脏搏动把血液排入血管而形成脉搏。心脏的正常搏动和血液在脉管中的运行均由心气所推动。心气充沛，才能维持正常的心肌收缩力、心率、心律等，血液才能在脉管内正常运行，周流不息，营养全身。如心气不足，则推动无力，脉见沉细无力。如心气来得不匀，则脉见结、代、涩等。

血液在脉管中正常运行，周流不息，流布全身、营养全身，除心脏的主导作用外，还必须有各脏器的协调配合。肺朝百脉，即循行于全身的血脉均汇聚于肺，且肺主气，通过肺气的敷布，血液才能布散全身；脾胃为气血生化之源，脾主统血，血液的循行有赖脾气的统摄；肝藏血，主疏泄以调节循环血量；肾藏精，精化气，肾气是人体阳气的根本，是各脏腑组织功能活动的原动力，且精可以化生血，是生成血液的物质基础之一。因此，脉象的形成，又是与脏腑气血密切相关的。

### 2. 脉象与疾病的关系

脉象的形成，既然和脏腑气血关系十分密切，那么，脏腑气血发生病变，血脉运行受到影响，脉象就有变化。

李锡光

165

因此，通过诊察脉象，可以判断疾病的病位、病情与推断疾病的预后。但必须指出，脉与病的关系十分复杂，在一般情况下，脉症是相应的；然而也有脉症不相应的情况，故有"舍症从脉"或"舍脉从症"的说法。所以，临床中应四诊合参，才能得到正确的诊断。

## 二、平脉与病脉

### 1. 平脉

平脉是正常人的脉象。《素问·平人气象论》说："人一呼脉再动，一吸脉亦再动，呼吸定息脉五动，闰以太息，命曰平人。平人者，不病也。"平脉是三部有脉，一息四至（闰以太息五至，相当于 72～80 次 / 分），不浮不沉，不大不小，从容和缓，柔和有力，节律一致，尺脉沉取有一定力量，并随生理活动和气候环境的不同而有相应的正常变化。平脉有胃（胃气）、神、根 3 个特点。

脉象有胃（气），是指平人脉象不浮不沉，不快不慢，从容和缓，节律一致，这便是有胃气。即使是病脉，不论浮沉迟数，但有徐和之象，便是有胃气。盖胃为水谷之海，后天之本，是人体营卫气血之源，胃气的有无决定人之死生，故前人有"有胃气则生，无胃气则死"之说。

脉象有神，盖心主血而藏神，脉为血之府，血气充盈，心神便健旺，脉象自然有神。所以，脉象柔和有力为有神，即使微弱的脉，微弱之中不至于完全无力的为有神；弦实的脉，弦实之中仍带有柔和之象的为有神。

脉之有胃、有神，都是具有冲和之象，有胃即有神，故有胃、有神的脉象形态是一致的。

脉象有根，中医理论认为，沉以候肾，尺亦候肾，故尺脉沉取应指有力就是有根的脉象形态。若病中肾气犹存，先天之本未绝，尺脉沉取尚可见，便还有生机。

2. 病脉

疾病反映于脉象的变化，就叫病脉。一般来说，除了正常生理变化范围以及个体生理特异之外的脉象，均属病脉。病脉包括二十八脉及七怪脉。我国最早的脉学专书《脉经》提出 24 种脉象，《景岳全书》提出 16 种，《濒湖脉学》提出 27 种，李士材的《诊家正眼》又增加疾脉，故近代多从 28 种脉象进行论述。

前人认为，凡脉无胃、神、根的便是怪脉。怪脉，又称真脏脉、败脉、死脉、绝脉。这些脉象均可见于心律失常患者，在危重患者中更为常见。

## 三、脉象与心律失常的关系

李锡光教授从临床的实践中体悟到，将心电图检查与脉诊结合起来，把心电图视作脉诊的延续，就能在更高层次上认识和了解脉象的本质。下面结合心电图知识来认识与心律失常相关的脉象，进一步了解中医脉象的现代含义。

1. 迟脉

脉率在每分钟 40 ～ 60 次之间。心电图表现：窦性心动过缓，窦性心律伴窦房传导阻滞，病态窦房结综合征，交界性心律，二度房室传导阻滞（如莫氏 Ⅱ 型 2:1 房室传导时），三度房室传导阻滞。

2. 数脉

脉率在每分钟 100 ～ 160 次之间。心电图表现：窦性心动过速，房性、室性及交界性心动过速，房扑（房室传导比例 2∶1 或 3∶1 时）。

3. 疾脉

快于数为疾，脉率每分钟 160 次以上，脉律整齐。心电图表现：室上性心动过速，快速预激综合征，以及与数脉大致相同的心律失常类型。

4. 促脉

数而时止，止无定数（脉率快而有不规则止歇）。心电图表现：快速的、不成联律的各类早搏及阵发性心动过速，快速型房颤。

5. 结脉

缓而时止，止无定数（脉率慢而有不规则止歇）。心电图表现：窦房传导阻滞，窦性停搏，二度房室传导阻滞（下传比例不一致时），缓慢型房颤及不成联律的各类早搏。

6. 代脉

止有定数（脉律不规则，但有规则的止歇）。心电图表现：成联律的各类早搏，下传比例一致时的二度房室传导阻滞，3∶2 或 4∶3 的窦房传导阻滞。

7. 七怪脉

（1）雀啄脉：连连凑指，顿有顿无，如雀啄食之状。心电图表现：阵发性房颤、房扑，阵发性房性、结性或室性心动过速。

（2）弹石脉：脉来坚而促，来迟去速，如指弹石（弹石脉相当于弦与数的复合脉）。心电图表现：快速心律失常。

（3）屋漏脉：如屋漏雨，良久一滴，溅起无力。心电图表现：窦性停搏，三度房室传导阻滞，室性逸搏心律。

（4）鱼翔脉：脉来头定而尾摇，浮浮泛泛。心电图表现：室速、尖端扭转型室速等。

（5）虾游脉：脉在皮肤，如虾游水面，杳然不见，须臾复来。心电图表现：房颤伴二度房室传导阻滞。

（6）釜沸脉：有出无入，如汤涌沸，息数俱无。心电图表现：阵发性室上性心动过速，快速房颤，预激综合征。

（7）解索脉：脉来动数，随即散乱无序。心电图表现：心房颤动。

七怪脉为二十八脉以外的 7 种脉象，这些脉象都是由于心律失常所致，前人谓之"真脏脉"。因为脉象毫无规则，或失去冲和之象，故认为是胃气将绝，多属死候。但在医疗技术不断进步的今天，除临终时患者出现的屋漏脉外，如能积极救治，多能生还。

关于房颤时中医脉象的归属问题，有人认为属结脉，有人认为属涩脉，也有人认为属散脉，都有一定的道理，但绝不能说谁的见解是最正确的。因为有的脉象自古以来认识就是不一致的，如涩脉，有"涩脉细而迟，往来难且散，或一指复来"之说，但《诊家正眼》认为此脉只是"不流利、不爽快"而已，并无节律异常，故其在涩脉条下的注释中说："盖涩脉往来迟难，有类乎止，而实非止也。"因此，按《诊家正眼》的见解，房颤时的脉象就不应

169

属涩脉。

由此说明，脉象与心律失常的相关性还没有被大家公认的统一标准，但可以知道，中医的一种脉象可能包含着多种心律失常，要了解心律失常时脉象的现代含义，必须借助于心电图知识，或者说，透过心电图知识，可以从另一个视野上去理解中医的脉象。

关于脉象与心律失常，李锡光教授有以下几点认识：①心律失常的脉象是很复杂的。有些心律失常者其脉律和脉率可以是"正常"的，如一度房室传导阻滞便是。几种心律失常可形成同一种脉象，如房性早搏、室性早搏都可表现为结脉。同一种心律失常又可表现出多种脉象，如房颤，可以表现为促脉、结脉、涩脉、散脉，也可表现为雀啄脉、解索脉。②脉律失常可见于各种器质性心脏病，亦可见于心脏病以外的其他疾患；还有部分脉律失常属功能性的，如偶发室性、房性早搏，阵发性房颤等，是可以自愈的。所以，对上述复杂情况，应四诊合参，结合心电图等检查，全面分析，然后再进行治疗。③我们不能只停留在脉象的传统认识上，要进一步追究脉律、脉率失常的疾病本质。时至今日，当我们的中医师在患者首诊时见到有脉律或脉率失常，若只停留在对传统脉象的认识上，连心电图都不做，那是对患者不负责任的表现。④就心血管病的诊治而言，脉诊中不应拘泥于"数热迟寒"之说，要知常达变。要追究疾病的病因，在辨证的基础上辨病，做到辨证与辨病相结合，才能准确认识疾病的本质，用药才能得当。如脉律失常（如结脉）、心律失常（如室性早搏），

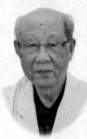

其可见于冠心病、心肌病、风湿性心脏病、病毒性心肌炎等器质性心脏病中，也可以出现在非器质性心脏病中。虽然它们之间可能有着相似的病机，但若只辨证不辨病，是难有好的疗效。⑤中医脉象的临床意义，除了用中医理论解释之外，还必须结合西医学，用生理和病理机制进行解释。如病脉中的沉脉、弱脉、细脉等也常见于健康人。沉脉，可能是由于血管解剖部位的深在，或是由于皮下脂肪多和肌肉丰厚所致，无病理意义。细脉，可能是由于血管形态细小，常见于健康女性。弱脉多兼沉，也常见于健康女性。⑥对待中医理论，不要盲从古人所说。比如古人说疾脉主热极，这并不一定都是正确的，很多时候出现的疾脉都和热毫无关系。预激综合征患者在发作时表现为疾脉，可以在短时间内自行终止，就与热毫无关系。

## 四、脉诊的临床应用

1. 临床诊脉 "三部曲"

（1）临床诊脉必先判定患者的脉律与脉率。临证诊脉，首先是要判定患者脉搏的节律和频率。也就是说，诊脉的第一步是要判定患者脉律是否规则，脉率是快或是慢。因为脉律不规则（脉律失常），就必定有心律失常的存在。脉率过快或过慢，也会有心律失常的存在。经过这一步骤，就可以对患者的脉象有一个总体上的初步认识。

（2）判定中医脉象的形态。经过以上步骤，在判定患者的脉律与脉率是否异常之后，就要判定患者的脉搏形态是属于何种脉象。如患者脉律不整，则要判定其属于结脉

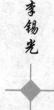

171

还是代脉，涩脉还是促脉。如患者脉率很慢，则要判定其属于迟脉还是屋漏脉。如脉率很快，则要判定其属于数脉还是疾脉。

（3）结合心电图，从更高层次上认识中医脉象的现代含义。李锡光教授在临床脉诊时，首先是了解患者的脉律和脉率，然后判别其脉象属于哪一种。就心血管内科而言，判定患者脉律和脉率比判定其脉象形态更为重要，因为有脉律失常者必有心律失常。但是，我们还要认识到，有心律失常不一定有脉律失常。如一度房室传导阻滞，就纯粹是心电图的诊断，当心房扑动，其 F 波（房扑波）下传比律一致时，脉律、脉率可以是正常的。这时需要结合心电图检查，才能进一步判断中医脉象的临床意义。

2. 正确认识脉诊的临床价值

脉诊，从古至今都是中医临床中必用的诊法，今后仍然是具有实用价值的。但是，我们也必须知道，脉诊只是中医临床的四诊之一，不能过高地估价中医的脉诊价值；诚然，否定中医脉诊的价值也是错误的。

李锡光教授对脉诊的临床价值提出如下见解。

（1）脉象只是一种体征，并非一切病证都可以表现在脉象上，而脉搏不正常时也不一定有病。因此，要了解何种病证可以表现在脉象上，何种病证又不一定表现在脉象上。凡疾病影响到心脏功能（应包括心脏的搏动功能、心脏传导系统功能）、血容量和血管状态，都可以反映到脉搏上，导致脉象异常。而疾病不影响到心脏功能、血容量和血管状态时，则不会引起脉搏的改变，如轻微的外伤、轻微的腹泻等，一般都不会在脉搏上反映出来。

（2）脉诊虽是中医诊断方法，但不是唯一的方法，更不是万能的方法。另外，脉诊只是中医四诊之一，它不能代替其他诊法。更何况疾病变化是极其复杂的，只凭中医的四诊还是远远不够的。在科技飞速发展的今天，我们还必须借助更多的现代检查仪器，才能提高疾病的诊断水平，才能对疾病进行针对性的、有效的治疗。

（3）对于脉律（率）失常的诊治，必须结合心电图检查，以判定脉律（率）失常的现代含义，以便做出有针对性的治疗。否则，对脉律（率）失常的治疗就会有一定的盲目性。

# 关于高血压的辨证

原发性高血压是目前最常见的心血管疾病，在我国其发病率呈逐年上升趋势。西医学对高血压的研究已取得了显著进展，基于循证医学的临床新概念，新思维的不断引进，使高血压的临床治疗日趋有效与合理，但是，临床实践中，仍有许多问题未得到解决，如很多患者服用多种西药降压但血压未得到合理控制，还有许多患者虽然血压控制了，但相关症状并没有完全消失，而中医中药在改善患者全身症状、提高生活质量方面具有突出的优势，使用中医中药能加强对患者高血压的控制，增加依从性，改善症状，提高生活质量。因此，不少专家指出，中西医结合疗

李锡光

173

法仍不失为目前高血压防治的最为理想的方案。

中医学理论里并没有"高血压"这个病名，其临床表现复杂多样，有人统计其临床表现多达30余种，其中眩晕占70%，其余还可表现为心悸、失眠、头痛、肢体麻木等。其病机主要是肝风、痰浊、血瘀等，病因主要是七情饮食所伤、劳倦内损、先天禀赋不足等，病位主要在肝肾。很明显，上述分析主要从眩晕、头痛而来。现代中医学显然已不能满足于上述既有的疾病认识，一方面中医学眩晕的概念可能涵盖了高血压、低血压、低血糖、脑动脉硬化、梅尼埃病、神经衰弱等，并不能完全等同于高血压；另一方面，由于高血压本身病变的复杂性，肝风、痰浊、血瘀均不足以概括高血压本身病变的全部特性。

对高血压辨证分型的研究有很多，由于症状的取舍选择多有不同，且观点各不相同，并没有形成统一的辨证分型标准。目前初步统计有20多种，有人简单地将本病归纳为本证（肝肾阴虚）和标证（肝阳上亢）两大类；有的根据脏腑辨证分型，如中国中医科学院广安门医院认为，本病的发生与肝肾关系密切，病位在肝，病本在肾，将高血压分为肝阳上亢型、肝肾阴虚型、肝风痰浊型；还有根据八纲辨证进行分型的，如上海市高血压研究所认为，高血压的辨证分型应以阴阳为纲，分成两类四型，病机包括阴虚阳亢、阴阳两虚；此外还有综合分型法。

李锡光教授在长期的临床实践中发现，这些临证思维和客观临床实践严重脱节。事实上，在临床工作中，随着高血压发病年龄逐渐年轻化，越来越多的患者发病时没有

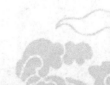

任何症状，只是在体检时才发现血压升高。而且由于降压药物的广泛应用，许多患者的病情得到了较好的控制，真正阴虚、阳虚特别是阴阳两虚者较为少见。将高血压辨证分型简单化，甚至就辨为阴虚阳亢，显然也有失偏颇。

在李锡光教授的指导下，我们对住院治疗的高血压患者进行了气血阴阳辨证和脏腑辨证的回顾性研究。研究表明，在原发性高血压患者中，虽然仍以60岁以上多见，但60岁以下者亦占相当比例。如果以虚实来分，虚实夹杂者最多，并且随着病程的延长，虚证逐渐增多；如以脏腑辨证，则心虚证最为多见，肝虚证、肾虚证次之，肺虚证、脾虚证最少见，心虚证中又以心气虚证最突出，研究还表明，心气虚患者的左室射血分数较无心气虚者明显下降；如果以气血阴阳辨证，则血瘀证患者最多见，并有Ⅰ、Ⅱ、Ⅲ逐级加重的趋势，气虚证次之，阴虚和阳虚证患者相对较少见。

西医学有关高血压及其相关疾病的研究也为加深中医对本病的认识提供了启发和借鉴。西医学认为，高血压的发病是遗传敏感性与环境因素相互作用的结果，高血压患者的靶器官损害，早期为血管痉挛、硬化、狭窄，而后波及心、脑、肾等器官，高血压是冠心病、卒中最主要的危险因素。而根据Framingham的研究，高血压患者中90%将进展为心力衰竭，这说明高血压的病位主要在心，与肝肾有关。

李锡光教授认为，老年患者高血压的本质是本虚标实，本虚者应以心气不足为主，标实以血瘀、痰浊为主，在疾病早期以实证为主，进一步发展则因实致虚，到后期则多为虚实夹杂，这也是高血压对靶器官的损害从轻到重的过程。气虚血瘀是该病最常见的证型。

李锡光教授还指出，面对不断变化的疾病谱，要遵循证医学的理念，借鉴西医学的先进技术与方法，以批判的、发展的眼光和不断学习的精神去认识它。事实上，临床中也早已不再将高血压等同于中医的眩晕或头痛，而是先依照西医学的疾病概念进行辨病（诊断与鉴别诊断）、分期，再进行辨证，最后根据患者的综合情况为其制定中医辨证施治的个体化治疗方案。先西医断病，后中医辨证，这已成为现代诊治疾病的一种定式。

因此，摒弃僵化的辨证论治思维，与时俱进，从中医学理论的角度重新认识高血压，寻找切合实际的病变规律和证治方法，从而提高中医和中西医结合防治本病的疗效，已经迫在眉睫。

# 临床妙用仙鹤草

仙鹤草，为蔷薇科多年生草本植物龙芽草的全草，产于我国南北各地。夏季采收，洗净晒干，切段生用。其性味苦、涩，平，归心、肝经，功能收敛止血、截疟、止痢、解毒、补虚。李锡光教授十分看重仙鹤草的作用，用其治多种急慢性疾病，多取得较好的疗效。

1. 仙鹤草味涩收敛，止血作用较佳，广泛应用于各种

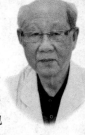

出血之证。可单味应用，亦可随症配伍相应的药物。例如，血热妄行，可配合凉血止血药生地黄、牡丹皮、侧柏叶等；中气不足、气不摄血所致之出血，可与党参、黄芪、熟地黄等药同用。

2. 用治腹泻、痢疾，本品有收敛之性，以治慢性泻痢为宜。

3. 用于劳力过度所致的脱力劳伤，症见神疲乏力而纳食正常。每天用本品30g，与同等量红枣煎水分服，以调补气血，有助于恢复体力。"补可去弱"，乃前贤诲后学之法。有报道指出，仙鹤草能消积补虚，治疗虚损劳伤效佳，又无助热化燥之弊，为人参所不及。李锡光教授常以本品配伍淫羊藿、仙茅、焦山楂、大枣、枸杞子治疗乏力。其中淫羊藿和仙茅既能补肾壮阳，又能振奋精神；大枣补益气血；山楂能增加胃中酶类分泌，促进消化而抗衰老、疲劳；枸杞子，"能益人，去虚劳"。诸药合用，能使腰酸腿困乏力者很快恢复气力。

4. 治疗咳嗽。仙鹤草有补虚强壮之功，又有收敛止涩之效，临床用治咳嗽，可收良效。用以治疗久咳不愈，耗伤气血，以干咳为主，气怯声低，自汗盗汗，动则加重者尤佳。

典型病例：胡某，男，60岁，退休干部。咳嗽反复发作8个月。现症见：咳嗽、咳痰，痰少色白，易感冒，动则汗出，四肢乏力，纳寐尚可。舌淡红，苔薄白，脉沉细。曾多次检查胸片、血常规、血沉等，未见异常。处方：党参20g，麦冬10g，五味子10g，杏仁10g，百部10g，百合

10g，陈皮 6g，仙鹤草 30g。水煎服，日 1 剂，日服 4 次。
1 周后诉症状大减，继服 10 日痊愈。

# 麻杏石甘汤治慢性咳嗽

麻杏石甘汤出自《伤寒论》，由麻黄、杏仁、石膏、炙
甘草四味药组成，原治太阳病，发汗未愈，风寒入里化热，
汗出而喘者。药虽四味，但配伍严谨，组方精当，后世用
于风寒化热，或风热所伤，但见肺中热盛，身热喘急，口
渴脉数，无论有汗、无汗，屡收良效。但观前人用之，总
以热象较著，新发咳嗽、气喘多用。李锡光教授常感上述
治疗范围过于狭窄，典型症状如上者较少见，临床上经常
碰到一些因外感失治、误治而导致久咳不愈者，经抗生素
治疗，效果不著，以麻杏石甘汤化裁，往往收到较好的
效果。

方中麻黄为君，辛温宣肺定喘兼泄热，乃"火郁发之"
之意；配辛甘大寒之石膏苦寒泻火，使宣肺不助热，清肺
不留邪，二者相制为用；佐以杏仁降肺气、清肺平喘；炙
甘草益气和中。诸药合用，共奏清泻肺热、止咳平喘之功。
临床观察发现，麻黄、石膏的用量大小在疗效上起到关键
作用，麻黄虽为辛温，但重用石膏后，借石膏辛凉之性以
制麻黄辛温发散之力，并使本方转为辛凉清热之剂，能大
大提高疗效，咳喘诸症能更快得到缓解。在临床运用时，
二者剂量之比多为 1:5～1:10，石膏用量可达 60～90g，

但石膏药性寒凉，易伤中焦脾胃，对脾胃虚寒者，应限制其用量，或与健运脾胃药同用。

若风寒或风热表证未除，当酌加解表之品，如荆芥、牛蒡子、金银花等；若津伤汗少，可加知母、芦根、天花粉等；若咳嗽痰多，可加鱼腥草、浙贝母、桔梗、瓜蒌、连翘、黄芩等；若遇血压明显升高者，麻黄宜慎用。临床上只要是肺热所致咳嗽、咳痰，特别是感冒后久咳不愈者，均可用本方治疗，不必拘泥于"身热、汗出而喘"。

# 正确看待中医学与西医学

当前在如何对待中医现代化及如何进行中西医结合的问题上，反对的意见一直不绝于耳，特别是对于西医方法的借鉴和应用，有人以为是在消灭中医。对此问题，李锡光教授有着自己独特的看法。李锡光教授认为，中医的发展离不开西医的支持，西医非但没有消灭中医，反而在支持着中医的发展。

对于很多疾病来说，原发病的治疗因西医疗效显著、见效快而成为首选，占据了治疗的主导地位，相比而言，中医已经处于"辅助地位"，这是不争的事实。但中医并非无所作为，而是应该重新定位，将治疗重点由治疗原发病转移到减轻西医西药不良反应上来。比如，高血压，中药的降压效果是无法与西药相比的，尤其在 2 级、3 级的高血压患者中，就当前而言，降压的主导治疗药物仍是西药。

179

李锡光

患者在服降压药后，虽然血压恢复正常了，但仍可能有头晕、头痛等症状，西医对此没有好的办法，中医却能解决问题，中药对治疗高血压所引起的头痛、头晕等症状就十分有效。再如，心肌梗死，有些患者经介入治疗或冠状动脉搭桥术后，性命保下来了，但心绞痛、全身乏力等症状仍无法解决，生活质量严重受影响，中医的辨证治疗可以十分有效地缓解这些患者的心绞痛、气虚乏力等症状。从这些疾病的中医治疗效果来看，中医无须与西医比高低，也不可比。我们也必须正视现实，我国目前的医疗预防主体依然是西医。但是，这并不是说中医对这些病的治疗无所作为，关键是重新定位中医的切入点，要做到与时俱进。因此，就当前而言，一个好的中医大夫，不但要有纯熟的辨证论治技巧，还要了解西医的进展、优势及缺陷，从而找到中医的优势及临床应用的切入点。在临床中，要知道哪些病、哪些阶段应用中医药治疗效果最好，重新定位中医的治疗，这就要求中医的辨证论治思路也要在与西医的不断比较、不断协调中与时俱进。比如，上面所说的心肌梗死患者，可先行介入治疗等西医治疗，介入治疗后的治疗则是中医的优势所在，中医此时应发挥自身的优势。所以说，中医是大有作为的，但无须与西医比高低，应该是"它"（西医）发挥它的特长，"我"（中医）发挥我的优势。

对中医的前景抱悲观的看法是不对的，但把中医说得完美无缺，什么病都能妙手回春，也是不切实际的。李锡光教授认为，自己不是一个纯中医，而是一个现代中医，但归根到底是一个中医。李锡光教授熟练掌握了中医的理论和诊疗技能，又掌握了本专业的西医诊疗技能，临床中以中医为主，西医为辅。在抢救危重患者时，他明白在什么时候应用西药，什么时候应用中药；在治疗慢性患者或急危重症缓解期的患者时，他基本就只用中药。李锡光教授反对用西医的标准来评价、管理中医，但又坚定地认为，中医必须掌握本专业的西医基本知识。当今的中医院，必须引进现代诊断技术；而当代的中医则必须充分利用现代的诊断技术，以提高中医的诊疗技能，并为中医的诊疗活动保驾护航，这是时代对中医的要求。当今社会对中医院的要求是它首先是医院，然后才是中医院，中医院必须要有参与社会紧急医疗救助任务的能力。

我们必须纠正那种认为中医院使用 CT、核磁等现代诊疗设备就是"西化"的观点。这些观点的错误是把本是诊断手段的现代诊疗设备与西医画上了等号。要知道，来源于物理学科、工程技术与计算机科学研究成果的内窥镜、X 线机、心电图机、计算机断层成像（CT）、磁共振成像（MRI）等，其本身只是认识人体奥秘的工具，并不具备西医或中医的属性。因此，它们既可以为西医所用，同样也可以为中医所用。中医院引进这些先进设备，丰富了传统中医诊断学的内容，是中医诊断技术望、闻、问、切的延伸，有助于更深入地了解病情，是对中医整体观的有效补充，这是人类文明成果为中医创新发展创造的条件。

当代中医必须吸收文明成果为我所用，以提高中医的诊疗水平。那些认为中医利用了现代诊疗设备就是"西化"的人，如果他是个中医，那是无知与愚蠢；如果他是局外

李锡光

人，那是对中医的歧视。X 光、CT、心电图等都是人类文明成果的结晶，不具属性，即不具西医或中医的属性，不管西医、中医都能用它诊疗疾病。

李锡光教授认为，中医诊病由单纯的察色按脉到借助于现代影像和生化检验，是中医的一大进步。作为当代社会的一名医生，应尽一切可能，利用一切先进的条件和技术把病情诊断清楚，这是医生的责任。从疾病的诊断而言，西医明显比中医准确，而患者要求以直观的检测指标来指导治疗、解释病情也是合情合理的。这并不是谁要改变中医，而是现代社会的需要，是科学进步的表现，是历史使然。因此，我们在临床诊病时，应该谨慎有加，可以参考西医学的检查诊断，这样既有利于中医进一步的辨证论治，也避免贻误病情。比如，我们面对一个胸闷胸痛的患者，应该先分析心电图，然后再决定下一步的处理措施。如果心电图无异常或仅有轻微异常，则可一般处理，如心电图提示急性心肌梗死，则须紧急处理，方不致延误患者病情；再如，一个胃脘痛的患者，若胃镜及病理检查提示胃癌，则应告知患者，可尽快手术并结合化疗治疗此病，而不能要求患者只是服用中药。可见单纯的察色诊脉，已不足以满足社会的需要。

李锡光教授认为，一个临床中医师如果掌握了相关的西医学知识，会帮助其在更深的层次上去认识中医。虽然中西医理论体系还是思维模式有很大的不同，临床诊治的优势与不足各异，但中医、西医都是面对同一"患者"，因而中西医之间必定有其共同点。所以，中医临证中要吸取

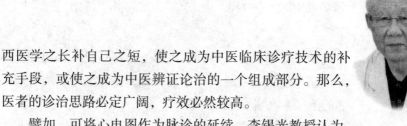

西医学之长补自己之短，使之成为中医临床诊疗技术的补充手段，或使之成为中医辨证论治的一个组成部分。那么，医者的诊治思路必定广阔，疗效必然较高。

譬如，可将心电图作为脉诊的延续。李锡光教授认为，当代中医仅了解中医固有的脉象含义是不够的，应把脉象与心电图知识结合起来，使之从更高的层次上了解中医的脉象本质。如结脉，它在脉诊中的表现是"缓而时止，止无定数"（即脉率慢而不规则），但它可以包含着多种心律失常，室早、房早、结早、缓慢型房颤以及窦房传导阻滞、窦性停搏、二度房室传导阻滞（下传比例不一致时）等。又如迟脉（脉率< 60 次 / 分），可见于窦性心动过缓、病态窦房结综合征、交界性心律、二度房室传导阻滞、三度房室传导阻滞等。了解了结脉、迟脉这些深层的知识，对于临证辨治有着重要的指导意义，其他脉象亦然。

又如心肌梗死的发病机理，西医学认为，绝大多数心肌梗死是由于冠状动脉的粥样硬化造成管腔狭窄而成的。在此病变的基础上，一旦粥样硬化斑块增大、破裂出血，冠状动脉血栓形成及／或持续痉挛，可使冠状动脉血管进一步狭窄甚至完全闭塞，血流降低使心肌细胞出现缺血性损伤。当缺血持续并进一步加重，心肌就会出现不可逆的损伤，即发生心肌梗死。因此，在冠状动脉粥样硬化的基础上，斑块破裂出血，血栓形成，使冠状动脉闭塞，导致了急性心肌梗死。另外，冠状动脉持续痉挛，亦可使冠状动脉闭塞，导致急性心肌梗死。借鉴西医学冠状动脉脉痉挛学说，李锡光教授早在 1997 年就提出，气虚血瘀是心肌

李锡光

梗死的主要病机，而心脉绌急亦为重要病机。以此理论指导临床，创制了经验方养心通脉饮，多年来将其用于冠心病的治疗，收到很好的效果。

实践证明，西医的诊断是保证现代临床中医辨证和治疗质量的基础。有了疾病的明确诊断，我们才能对病位、病情和疾病的发展阶段有一个较为清楚的了解，才能使中医的辨证论治有的放矢。可以说，西医诊断为中医辨证论治的准确性和合理性提供了有效保障。中医应把西医学中对中医学有用的部分吸收进来，以取长补短。中医如果"自我孤立"或刻意"排外"都是错误的。

医学发展到今天，对一般疾病的治疗逐渐趋于综合性，因为综合疗法更全面，特别是中西医结合方法的运用越来越广泛。事实上，中医众多优势是在中西医结合运用的过程中得以发挥和体现的。一味地追求纯中医特色而拒西医学于千里之外的观念和做法，并不符合现代中医临床的发展现实。

李锡光教授认为，要成为一个新一代有作为的中医，对你所从事专业的西医知识，如药物的应用及其他的治疗手段，你可以不用，但不可不知，不知而且不用是盲目排斥，其后果是处处被动。因为就某一个患者的疾病而言，必有它自身的发展变化规律，这些发展变化规律绝对不会因为中西医对它有不同认识而有所改变。如果一个医生能从中西医两方面来认识、诊治一个患者，对疾病的了解必定会深入得多，这对患者来说也是一个福音。中医只有开阔视野，解放思想，不断汲取中西医两方面的精华，才能

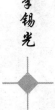

成为一代名医，故步自封、抱残守缺是要被淘汰的。中医药现代化需多学科结合，应站在科技前沿审视中医的优势和特色，引进现代自然科学、生物信息学及循证医学等学科的新技术、新方法，开展多学科研究，而不是只重复自己的历史优势。

但凡科学的东西，都应该是不断发展的，应该对先进的科学思想和技术不断加以吸收和借鉴，取长补短，不断创新，这样才具有生命力。如果我们现在面对着最先进的科学思想和技术视而不见，那就有愧于做中医事业的继承者。需要说明的一点是，我们主张的是用现代科学思想和技术来帮助中医提升自己的水平，不是用它来置换中医。中医必须"开放"，不能搞"自我封闭""自我孤立"，必须吸收现代人类文明的优秀成果（包括西医学）为我所用，否则中医只能停滞不前。

中医理论的现代化，只能是中医理论自身的辩证否定，它不可能转换成另外的一种理论来实现中医现代化。中医药的发展需要在继承中医药传统理论精华的基础上，努力用现代语言诠释古老的理论，用现代科技印证传统理论，不断赋予中医理论以时代的气息，使传统的中医理论与时代、社会、科学技术的发展共同前进。

中医未来的地位是取决于它的发展与创新，而不是它过去的辉煌！

李锡光

# 年　谱

1937年10月　出生于广西壮族自治区桂平县（现桂平市）。

1958年8月～1964年8月　就读于广州中医学院（现广州中医药大学）医疗系。

1964年　在广西中医学院方剂教研室任教。

1968～1970年　参加全国"抗疟中草药研究"工作。

1971年　在广西中医药研究所开始从事临床、科研工作。

1974年　晋升为主治医师。

1981年　任中华全国中医学会第一届理事。

1982年5月　调至广西中医学院第一附属医院（现广西中医药大学第一附属医院），从事临床、教学工作。

1985年　晋升为中医内科副主任医师。

1987年　任广西中医学院第一附属医院内一科（心内科）主任。

1988年1月　获1987年度广西区直机关优秀共产党员称号；同年2月，被评为广西中医学院第一附属医院1987年度先进生产（工作）者。

1988年11月　撰写的教学论文"中医临床教学的主要任务是培养医德高尚、医术精良的实用型中医人才"，获得广西中医学院临床教学有奖征文一等奖。

1989年5～12月　参加广西扶贫医疗队，赴广西环江县进行扶贫医疗工作，为当地培养了一批心内科医护人员，获广西优秀扶贫医疗队队员称号。

1990年1月　被评为广西中医学院1989年度先进工作

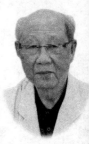

者；同年 6 月，被评为广西中医学院 1989 年度优秀政治思想工作者。

1991 年 6 月　被评为广西中医学院第一附属医院 1990 年度优秀共产党员。

1992 年 3 月　被评为广西中医学院 1991 年度优秀共产党员；12 月，晋升为中医内科主任医师、教授。

1992 年 6～8 月　参加国务院侨务办公室组团的赴泰国医疗队，到过泰国曼谷、清迈、合艾等多个城市，专为华侨诊病治病，以答谢泰国各地华侨对我国长江流域水灾时捐款捐资救灾的爱国行动，深受泰国各地华侨的欢迎。

1993 年 1 月　被评为广西中医学院 1992 年度先进工作者；同年 6 月，被评为广西中医学院第一附属医院 1992 年度优秀共产党员。

1993 年 10 月　获国务院政府特殊津贴奖励。

1994 年　被评为广西中医学院 1993 年度先进工作者；任广西卫生系列中医中药高级职称评审委员会副主任委员；任内一科（心内科）主任兼大内科主任、中医内科学教研室主任。

1995 年 1 月　被评为广西中医学院第一附属医院 1994 年度先进工作者；同年 9 月，被评为广西中医学院 1994 年度优秀共产党员。

1995 年 12 月　任卫生部（现国家卫生健康委员会）第四届药品审评委员会审评委员。

1996 年 2 月　任广西壮族自治区卫生保健委员会干部医疗保健专家。

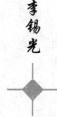

1997 年 1 月　任《广西中医药》杂志编委。

1997 年 8 月　任广西中医心脑病专业委员会主任委员。

1998 年 12 月　任国家药品监督管理局药品审评委员会药品审评专家；任国家药品监督管理局中药品种保护审评委员会审评委员。

1999 年 9 月　任广西中医学院硕士研究生导师。

1999 年 10 月　参与"失笑滴丸的研制"项目，获广西医药卫生科技进步二等奖。

2002 年 11 月　被确定为"第三批全国老中医药专家学术经验继承指导老师"。

2003 年 12 月　任《广西中医学院学报》(现《广西中医药大学学报》)第三届编委。

2006 年 5 月～2009 年 5 月　聘为广西中医学院中医内科学学术带头人；聘为广西中医学院中医(中西医结合)内科心血管病学术带头人。

2007 年 4 月　正式退休，但医术未休，仍坚持出门诊、查病房。

2009 年 10 月　聘为广西中医药学会中医内科专业委员会学术顾问。

2011 年 11 月　经国家中医药管理局批准，组建"李锡光名医工作室"，并开展工作；11 月 28 日，荣获广西中医学院第一附属医院"终身荣誉奖"。

2012 年 4 月　被评为"桂派中医大师"。